MENTE ATLETA
UM GUIA PARA OBTER RESULTADOS

Editora Appris Ltda.
1.ª Edição - Copyright© 2024 do autor
Direitos de Edição Reservados à Editora Appris Ltda.

Nenhuma parte desta obra poderá ser utilizada indevidamente, sem estar de acordo com a Lei nº 9.610/98. Se incorreções forem encontradas, serão de exclusiva responsabilidade de seus organizadores. Foi realizado o Depósito Legal na Fundação Biblioteca Nacional, de acordo com as Leis nos 10.994, de 14/12/2004, e 12.192, de 14/01/2010.

Catalogação na Fonte
Elaborado por: Dayanne Leal Souza
Bibliotecária CRB 9/2162

T266m
2024
	Teixeira, André Derosso
	   Mente atleta: um guia para obter resultados / André Derosso Teixeira. – 1. ed. – Curitiba: Appris, 2024.
	   117 p. : il. color. ; 21 cm.
	
	   Inclui referências.
	   ISBN 978-65-250-6839-8
	
	   1. Saúde. 2. Superação. 3. Conquista. 4. Estilo de vida. 5. Longevidade. 6. Desafios. 7. Cérebro. 8. Coração. I. Teixeira, André Derosso. II. Título.
	
	                                                        CDD – 613.717

Livro de acordo com a normalização técnica da ABNT

Appris *editora*

Editora e Livraria Appris Ltda.
Av. Manoel Ribas, 2265 – Mercês
Curitiba/PR – CEP: 80810-002
Tel. (41) 3156 - 4731
www.editoraappris.com.br

Printed in Brazil
Impresso no Brasil

André Derosso Teixeira

MENTE ATLETA
UM GUIA PARA OBTER RESULTADOS

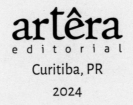

Curitiba, PR
2024

FICHA TÉCNICA

EDITORIAL	Augusto V. de A. Coelho
	Sara C. de Andrade Coelho
COMITÊ EDITORIAL	Marli Caetano
	Andréa Barbosa Gouveia (UFPR)
	Edmeire C. Pereira (UFPR)
	Iraneide da Silva (UFC)
	Jacques de Lima Ferreira (UP)
SUPERVISORA EDITORIAL	Renata C. Lopes
PRODUÇÃO EDITORIAL	Daniela Nazario
REVISÃO	Sabruna Costa
DIAGRAMAÇÃO	Lucielli Trevizan
CAPA	Carlos Pereira
REVISÃO DE PROVA	Alice Ramos

A todos os profissionais que conheci nesta trajetória em busca do conhecimento para melhorar como atleta amador, mas que no fim me levaram a melhorar como pessoa e a entender a importância da alimentação e da atividade física para uma vida de qualidade e mais longeva.

AGRADECIMENTOS

A Deus e aos mentores espirituais que acredito que sempre estão prontos para nos guiar em nossas decisões.

Aos meus pais, Cirilo e Irene, e à minha irmã Andréa, que sempre me proporcionaram o apoio e a liberdade necessária para me desenvolver.

À Alexandra, minha esposa, parceira, companheira e cúmplice. Casamos em 03/05/03 e os primeiros 5 anos foram focados no trabalho. A partir de 2009, com uma condição mais estável, foi possível dar início ao estilo de vida "Atleta Amador" e desde então me impressiono até hoje à forma como ela aceita a minha rotina de treinos e provas. Às vezes penso que parece egoísmo da minha parte o fato de me ausentar por horas no fim de semana para treinar e de escolher as datas e locais para onde viajamos para que eu participe das provas.

Sem encontrar contrariedade da parte dela, eu tento compensar lavando a louça e cuidando de outros afazeres domésticos...

Muito obrigado por ter me apoiado e ajudado em todas estas conquistas, que não foram somente minhas, mas nossas.

PREFÁCIO

Querido leitor,

Se você está segurando este livro agora, é muito provável que esteja pronto para uma jornada.

Um caminho que, embora possa começar com passos hesitantes, promete levá-lo a um destino de autodescoberta e transformação.

Não é apenas um livro sobre esporte, atletismo ou exercício. É um convite para refletir profundamente para dentro de si mesmo e abraçar o poder da mudança.

Quantas vezes nos pegamos desviando o olhar do espelho interior, evitando confrontar as verdades desconfortáveis sobre nós mesmos?

Esta obra não é um julgamento, mas uma companheira de percurso, uma luz amiga que nos guia rompendo as travas da evasão pessoal para o terreno fértil do autocuidado.

Ao longo destas páginas, exploraremos juntos o poder da corrida, a importância do *mindfulness* e os princípios fundamentais da Medicina do Estilo de Vida.

Pode ser que você esteja à procura de um simples alerta, uma frase inspiradora ou do exemplo de uma pessoa para despertar em você a necessidade da própria metamorfose. Ou talvez você já esteja consciente da urgência de transformação, mas sinta-se perdido em meio a complexidade do processo.

Qualquer que seja o caso, saiba que você não está sozinho.

Estas linhas são o resultado da busca por conhecimento e das experiências práticas vivenciadas pelo autor que procura conhecer e superar limites, mas principalmente tem por objetivo a qualidade de vida e longevidade com autonomia para manter a realização dos seus sonhos e desejos.

Decisões, muitas vezes emocionalmente complexas, que nos fazem parar para pensar sobre o papel do esporte na vida, não só particular, mas daqueles que amamos, e a importância dos bons hábitos para a mente e o corpo.

Não há fórmulas mágicas ou soluções rápidas, apenas o compromisso diário de instituir pequenas mudanças que, ao longo do tempo, resultarão em uma vida plena.

Portanto, convido você a conhecer esta jornada, deixando suas dúvidas e incertezas para trás, abraçando a oportunidade de avançar à melhor versão de si mesmo pois, no final das contas, a trajetória da autoevolução é a mais gratificante de todas.

Com sinceridade e companheirismo,

Paulo Miyasiro

Triatleta Olímpico (representante Brasileiro em Atenas, 2004)

APRESENTAÇÃO

Muitos, se não a maioria, evitam olhar para si próprios. Se perceber como pessoa. Pode ser inconsciente e neste caso um simples aviso, um alerta, seja por meio de uma frase ou de uma atitude observada em outra pessoa, já pode despertar a consciência para o autocuidado. Mas caso seja consciente a atitude de evitar voltar a olhar para dentro de si, será necessário a busca por apoio, por mais conhecimento, por informações que trarão clareza e auxiliarão no entendimento do que é preciso para mudar essa imagem que muitos não querem parar para observar.

Parar em frente ao espelho e observar-se física e emocionalmente pode trazer lembranças ou conclusões indesejadas, mas é enfrentando a si mesmo que você encontrará motivos para superar seus desafios.

No momento em que as pessoas percebem que suas escolhas em relação ao estilo de vida não foram adequadas, pode ser tarde para voltar atrás. Ninguém se deitará na cama no lugar de alguém que adoeceu. Diferente das atitudes pró-ativas, que muitos ainda evitam, de melhorar a alimentação, de realizar atividades físicas e de separar um tempo para momentos sadios de convívio com a família e amigos, quando a doença ou uma idade avançada chegarem, sem condições físicas para manter a autonomia, não há a opção de ignorá-las. Será necessário enfrentar ou simplesmente aceitar.

Não há necessidade de radicalismo, basta instituir pequenas mudanças no dia a dia para começar a se beneficiar da decisão de mudar.

Não tem receita, bula ou cartilha. Sempre nos deparamos com tentativas de instituir modelos e padrões a serem seguidos para obter resultados "rápidos e práticos" para emagrecer, ganhar músculos, controlar dores e mal-estar – soluções paliativas que não trazem um resultado concreto e constante, apenas mascaram a forma como precisa realmente enfrentar os problemas e acabam por causar frustração.

O incômodo que sinto, ao perceber essas inquietudes ignoradas ou não enfrentadas, há tempo me fazem pensar em como contribuir para apoiar – recebendo apoio de volta, por meio de comentários, críticas e sugestões deste conteúdo – com o conhecimento adquirido ao me dedicar à busca por informação e ajuda profissional voltadas para a performance esportiva que, no fim, fez com que eu mudasse minha forma de pensar em relação aos "prazeres da vida".

Meu objetivo, ao apresentar este conteúdo, é mostrar que é possível adotar hábitos fora do senso comum de prazer, compartilhando meios de buscar qualidade de vida e obter resultados verdadeiros. Meios esses apresentados no conteúdo a seguir, como a corrida, o *mindfulness*, a MEV (Medicina do Estilo de Vida) e como diferenciar um produto de um alimento, mesmo industrializado, por meio da leitura dos ingredientes.

Está preparado para conhecer o guia que auxiliará você nas escolhas que podem fazer a diferença na sua vida e daqueles que convivem ao seu lado?

O autor

SUMÁRIO

PARA VOCÊ 15
MAS QUEM SOU? 19
O INÍCIO NO ESPORTE 21
COMEÇANDO PELO FIM 23
DE PRATICANTE A ATLETA 27
O TRIATHLON EM MINHA VIDA 31
MODALIDADES 33
    A natação me moldou 33
    O ciclismo me desafiou 34
    A corrida me transformou 36
POR ONDE COMEÇAR? 37
A ALIMENTAÇÃO 39
OS PROFISSIONAIS 47
    A consciência do "individualismo" 47
    A importância da coletividade 48
EXAMES 51
TREINOS 53
REGISTROS E ACOMPANHAMENTO 57
CRONOGRAMA 61
EQUIPAMENTOS 63
FUNDAMENTOS DA CORRIDA 65
    Aterrisagem do pé 65
    Elevação dos joelhos 67
    Posição dos braços e mãos 68
    Tronco 69
    Postura 70
TIPOS DE PISADA 73
    Neutra 73
    Pronada 74
    Supinada 75
BENEFÍCIOS DA CORRIDA 79

Um dos melhores exercícios para o coração 80
Melhora a resistência física 81
Fortalece as articulações dos joelhos e os ossos 81
Ajuda a emagrecer e a definir os músculos 82
Afasta o cansaço 82
Sensação de maior felicidade e alívio do estresse 83
O cérebro trabalha melhor 83
Reduz os sintomas da ansiedade 84
Aumenta a autoconfiança 84
Desperta a criatividade e a produtividade 85
Melhora a concentração 85
Acalma a mente 85
Melhora o sono 87
Reduz o risco de diabetes 87
Diminui o risco de câncer 88
OS QUATRO "HORMÔNIOS DA FELICIDADE" 89
Ocitocina 89
Dopamina 90
Serotonina 90
Endorfina 90
MENSAGEM (REFLEXÃO) FINAL 93
REFERÊNCIAS 97
BÔNUS 1 101
Alimento *vs.* Produto 101
BÔNUS 2 109
Tipos de corrida 109
BÔNUS 3 113
A ultramaratona: desafio físico, mental e social 113

PARA VOCÊ

O autoconhecimento revela limites e ir além dos limites gera resultado.

(André Derosso Teixeira – triatleta e maratonista amador)

Você já teve a sensação de se dedicar a algo, com a intenção de alcançar resultados incomuns para a maioria das pessoas, mas desistiu no meio do processo ou não chegou no objetivo esperado?

Mantém-se a observar a conquista de outras pessoas, acompanhando a rotina de resultados recorrentes, mas continua sem perspectiva de alcançar metas e objetivos pessoais?

Acompanha um amigo ou pessoa próxima que também alcança resultado nas tarefas que se propõe a fazer e mesmo conversando com ele, para entender como buscar estes resultados, você continua sem atingi-los?

A busca pela superação e o conhecimento dos nossos limites muitas vezes nos leva a atitudes nunca antes imaginadas. Acredito que tudo que fazemos na vida deve ser feito, em primeiro lugar, por vontade própria, gerando um compromisso pessoal e alheio à opinião externa. Nesta condição, não tenho dúvidas que a tarefa, seja qual for, será realizada com determinação, entusiasmo e disciplina. Nunca uma tarefa deve ser iniciada com o pensamento voltado para o que as outras pessoas irão pensar, pois este pensamento é o caminho do insucesso. Claro que o objetivo final sempre será o reconhecimento, mas o mérito será fruto do trabalho desenvolvido com humildade e, principalmente, paixão.

No esporte não é diferente. Quem pratica precisa de compromisso pessoal.

O compromisso vai gerar o hábito e esse irá mantê-lo determinado e motivado, pois caso contrário será apenas mais um esporte que passou pela vida. Você, como praticante, precisa se apaixonar pela modalidade escolhida e buscar sua superação independente se o objetivo é bem-estar ou performance. Busque exceder limites, se superar, com autoconhecimento e auxílio de profissionais. Mas nunca o auxílio profissional dever estar acima do seu autoconhecimento, pois qualquer um que acredita em teorias e receitas prontas é facilmente enganado e nessa condição não obterá resultados, apenas frustrações.

As pessoas que alcançam resultados, considerados por muitos fora do comum, consciente ou inconscientemente estão com a mente focada e possuem disposição para realizar suas atividades. Essa condição é explicada pelos conceitos do *MINDFULNESS*[1], a ATENÇÃO PLENA, que segundo o *site* Zenklub, é a prática de se estar no momento presente da maneira mais consciente possível. Ou seja, focar sua atenção em cada movimento, situação, respiração, designa um estado mental caracterizado pela autorregulação da atenção para a experiência presente.

Foco, energia e disposição são alguns dos benefícios proporcionados pela prática regular do esporte.

Agora você deve estar pensando: "jogo futebol, futevôlei, tênis ou outros esportes para me divertir, me desligar dos problemas e para mim é suficiente".

Não está errado. Um dos benefícios do esporte é o bem-estar e classifico essa vertente como esporte social. Do ponto de vista pessoal, o esporte pode ser classificado em cinco tipos. Apresentarei todos eles na seção bônus deste livro.

Somente realizar um esporte buscando este bem-estar é como comprar um veículo com toda a tecnologia disponível no mercado e não aproveitar todos os recursos instalados para seu conforto e segurança ao dirigir ou adquirir um celular supermoderno, que substitui

---

[1] MINDFULNESS: saiba o que é e como aplicar em seu dia-a-dia. **Zenklub**, 2021. Disponível em: https://zenklub.com.br/blog/saude-bem-estar/mindfulness/. Acesso em: 15 set. 2022.

câmeras fotográficas e computadores, possui recursos de edição de foto e vídeo, praticamente um *set* de cinema ou estúdio de som, mas você utiliza somente para acessar redes sociais.

Das modalidades oferecidas pelo esporte, a corrida é a mais democrática. Você precisa de um par de tênis, um short ou bermuda, uma camiseta e um boné ou viseira. Você pode começar no quarteirão de casa, se esse for seguro. Em resumo, você precisa de pouco investimento. São essas características que tornam a corrida o esporte mais acessível que existe e explica o crescimento, ano após ano, do número de participantes e provas.

Um estudo[2] do Sebrae, divulgado em 27/05/2019, revelou que no Brasil o segmento é tendência em todo o país, onde o número de participantes cresceu 50% no período de 2013 a 2019. De 2009 a 2019, houve crescimento em mais de 200% em número de corridas de rua realizadas em todo o país.

Esses números reduziram entre 2020 a 2022, afetados pelas restrições impostas pelas autoridades no período da pandemia, mas em 2023 voltaram a apresentar crescimento. No 1.º semestre de 2023, houve um crescimento de 14,4% no número de organizadores de corridas no Brasil. O número de eventos ficou 15,7% acima da média histórica pré-pandemia no país.

Agora pode estar se perguntando:

— "Então é isso? Calço o tênis e começo a correr para resolver todos os meus problemas?"

Quase isso. Para começar qualquer atividade esportiva, principalmente as que envolvem atividade aeróbica, é necessário um conhecimento prévio dos fundamentos, para evitar dores e lesões que farão com que você desista pensando que a corrida não é um exercício indicado para você.

---

[2] CIRCUITO DO AÇO: mercado de corrida de rua cresce e atrai cada vez mais pessoas. **FOLHA VITÓRIA**, 2019. Disponível em: https://www.folhavitoria.com.br/esportes/noticia/05/2019/mercado-de-corrida-de-rua-cresce-e-atrai-cada-vez-mais-pessoas. Acesso em: 22 mar. 2024.

Conhecer esses fundamentos permitirá manter a corrida como uma prática contínua, estabelecendo o hábito, para colher os muitos benefícios fornecidos por este esporte.

Além dos fundamentos, você precisa realizar exames preventivos e uma avaliação física inicial para conhecer seu nível de alongamento e força muscular.

Mais à frente serão abordados os fundamentos da corrida para correr bem e evoluir. Mas a corrida não está sozinha nesta busca pela mudança, pelo bem-estar.

Também serão abordados hábitos que associados à prática regular da corrida farão com que você não só seja beneficiado pelo que a corrida oferece, mas também eleve o grau de benefícios ao conciliar a prática regular do exercício físico com uma alimentação saudável e a realização periódica de exames, com objetivo preventivo, que trarão uma maior segurança para se entregar à corrida e aproveitar tudo que ela oferece em termos de bem-estar, convívio social e percepção pessoal aliada à atenção plena e até mesmo performance, se o seu objetivo for participar de provas, a exemplo do que faço.

Então, vamos lá. Aqui você inicia sua mudança para tornar a corrida um dos seus maiores aliados para uma vida mais saudável, com resultados que podem auxiliar na sua saúde física, mental e emocional.

MAS QUEM SOU?

Engº Mecânico de formação, Engº de Petróleo como profissão e Triatleta por paixão.

(André Derosso Teixeira – triatleta e maratonista amador)

Você pode estar se perguntando: "Mas quem é você para abordar esses assuntos? Esporte, corrida, alimentação e exames são temas de educador físico, nutricionista e médicos. E você é engenheiro?!"

Sim, sou engenheiro, mas antes de me formar em Engenharia, ou melhor, mesmo antes de escolher a área técnica, ingressando no antigo CEFET-PR para cursar Técnico em Mecânica, já havia optado pelo esporte.

Antes de apresentar a história para entender a relação que tenho com o esporte, a alimentação e os exames, explico o que me motivou a desenvolver o conteúdo deste livro.

Em 2020 realizei cursos na área de neurociência para entender o porquê, mesmo com uma família estruturada, com saúde, emprego, sem dívidas e tendo conquistado, até então, os objetivos almejados, ainda sentia que faltava algo.

Faltava entender que é necessário compartilhar conhecimento e experiência, não ficando limitado à formação acadêmica, explorando assuntos com os quais demonstra afinidade e resultados bem-sucedidos.

Foi um aprendizado incrível, que até hoje serve para encarar diferentes questões. Em um dos módulos, que tinha como objetivo mostrar que a formação na área ajuda, mas não é preponderante, foi apresentado o arquétipo.

Arquétipo é um conceito da psicologia utilizado para representar padrões de comportamento associados a um personagem ou papel social.

No curso foram apresentados os seguintes arquétipos:

- Mentor: conhece e pratica o tema ou vive do tema que fala.

- Consultor: conhece o tema, mas não pratica ou vive dele.

- Aventureiro: ainda está buscando conhecimento e pratica o tema que fala.

- Repórter: busca conhecimento e tem contato com quem vive e conhece do tema.

Com o crescimento das redes sociais, principalmente o Instagram, podemos identificar esses arquétipos nos diversos perfis. Pessoas que não são formadas, mas estudam e aplicam o conhecimento em diversas áreas, compartilhando os erros e os acertos.

E aqui é preciso ter muito cuidado para não acreditar em tudo que lê e assiste, buscando fontes confiáveis para constatar que o conteúdo faz sentido.

Há uma frase na música *Distopia*[3] que resume muito bem esta questão: "Eles mentem, mentem, mentem para te deixar vulnerável. Qualquer um que acredita cegamente é manipulável".

---

[3] Música lançada em 2022 pela banda Planet Hemp, com participação do rapper Criolo.

O INÍCIO NO ESPORTE

Se eu vivesse numa cidade, numa sociedade que investisse mais em educação, a chance de acontecer o que aconteceu comigo eram menores.

(Marcelo Yuka, músico e compositor)

Acredite, o incentivo, principalmente na fase infantil, é o melhor caminho.

Iniciei a "carreira esportiva" ainda quando criança ao acompanhar meu pai nos jogos do campeonato de futebol promovidos pelo Clube Literário em Curitiba-PR.

Na época, com 10 anos, optei por treinar na equipe infantil do clube na posição de goleiro. Posição essa escolhida, inconscientemente, por uma característica pessoal que anos mais tarde, quando iniciei a prática da natação, viria a entender o porquê optei por jogar como goleiro.

Não durou muito tempo e deixei de treinar futebol.

Além de futebol, gostava de jogar basquete, mas nunca pensei em treinar. Não era um esporte que me atraísse a ponto de me dedicar aos treinos.

Neste período, entre 10 e 13 anos de idade, também fiz kung-fu. A animação durou poucos meses, pois logo perdi o ânimo ao perceber que havia uma certa doutrina a ser seguida. É um esporte de muitos ensinamentos, mas de nada adianta realizar algo com a qual não há conexão.

Todas estas tentativas de realizar um esporte que deixa poucos meses após iniciar, faz com que entenda que é preciso encontrar o esporte com o qual exista conexão para manter o compromisso da prática regular para, após estabelecido o hábito, colher os benefícios físicos e mentais.

Kobe Bryant[4] dizia que procurava proporcionar a seus filhos todas as experiências possíveis, pois ao experimentar algo pode concluir se há atração e conexão suficiente para seguir em frente e aperfeiçoar-se, ou se deixará para trás, buscando algo de maior interesse.

Entendo que esse pensamento está correto, pois experimentei várias modalidades até encontrar a que me fizesse manter o compromisso para estabelecer o hábito.

Ao ler o livro *Comece pelo Porquê* do autor Simon Sinek, entendi que as escolhas iniciais que fiz não me mantinham nelas devido à falta de um porquê.

O autor traz o conceito do círculo dourado e explica que precisamos iniciar pelo porquê.

O livro citado traz uma visão sobre uma forma incorreta do pensar e agir da maioria das pessoas ao explicar que dizemos o que fazemos, às vezes dizemos como fazemos, mas raramente dizemos o porquê fazemos. Também descreve exemplos de empresas que inspiram e conectam-se com as pessoas por começarem pelo porquê. E complementa que o porquê se conecta com o propósito, com a causa.

Então, encontrei na natação o que procurava.

---

[4] Kobe Bryant é reconhecido como um dos melhores jogadores de basquete do mundo. Ele faleceu aos 41 anos em um acidente de helicóptero em 26 de janeiro de 2020.

COMEÇANDO PELO FIM

Quem tem um porquê, enfrenta qualquer como.

(Viktor Frankl, neuropsiquiatra)

Depois que conquistei os objetivos vinculados à "carreira esportiva", percebi que comecei a ficar desanimado, não encontrando mais prazer nas coisas comuns.

Ainda em 2019, após o Ultraman Brasil – UB515[5], para me manter motivado e aproveitar a preparação que havia realizado para participar dessa prova, me inscrevi em provas de meia-maratona e maratona.

Em 2020, com a pandemia, veio a implementação do home office e pensei: "Meus problemas acabaram", pois era tudo que sempre quis e defendia. Vejo essa modalidade de trabalho como um benefício para a saúde, para o bem-estar pessoal e familiar, pois possibilita uma melhor gestão do tempo dedicado às atividades físicas e à família. Também vejo como um benefício ambiental, ao reduzir a circulação de carros e ônibus.

O mundo já passou por muitas mudanças e em todas, por mais difíceis que fossem, as pessoas, os processos e a economia se adaptaram. O importante é ter a consciência do que precisa entregar para manter o crescimento e a sustentabilidade da empresa na qual trabalha ou do modelo de negócio que faz parte.

Entender o seu papel no contexto do negócio é fundamental, ou seja, o fato de estar ou não presente fisicamente não é o diferencial para o sucesso da atividade.

---

[5] Prova de *triathlon* de ultradistância que consiste de 10 km de natação, 425 km de ciclismo e 84 km de corrida.

A animação durou pouco, pois percebi que mesmo trabalhando em casa voltei ao desânimo, à falta de vontade e entrei em um processo de ingratidão sem motivo para tal.

Comecei a pesquisar sobre o que sentia e encontrei em plataformas de podcast um conteúdo chamado *Reprograme Seu Cérebro Cast – sua academia cerebral* e passei a ouvir áudios sobre Propósito de Vida.

Permaneci acompanhando os áudios divulgados e resolvi buscar mais informação no site do *Brain Power*[6]. Neste site me deparei com um conteúdo sobre o documentário *Propósito de Vida*, o elemento que ativa o cérebro humano.

Me identifiquei e fiz a inscrição na oficina "Vivendo Seu Propósito".

Tive acesso a um teste de perfil. Já tinha alguma ideia do que encontraria no resultado, que foi confirmado com muito mais esclarecimento, ao fazer o teste DISC. O resultado foi o perfil C. Todas as características eram evidentes e já as observa em mim, mas sem perceber o mau uso que fazia das mesmas.

Por curiosidade, o perfil C tem por características positivas a organização, a disciplina, a dedicação e a objetividade.

Pessoas com este perfil procuram entender a situação com clareza antes de tomar a decisão, o que a depender da situação é benéfico, mas a demora na tomada de decisão pode ser prejudicial se houver a necessidade de uma ação rápida. Ao tomar a decisão o comprometimento com o que foi decidido é muito evidente.

As características negativas passam por uma busca de informações em demasia para a tomada de decisão, tornando o processo decisório lento.

Detalhista ao extremo, perfeccionista, pontos que levam a uma exigência pessoal exagerada, chegando a tornar-se inflexível e, em casos extremos, arrogante.

---

[6] Disponível em: https://brainpower.com.br. Acesso em: 6 nov. 2020.

Outra característica é reprimir sentimentos, chegando ao ponto de se isolar, de bloquear a motivação e não assumir compromissos desafiadores quando associado às outras pessoas.

Essas características negativas estavam dominando os pensamentos, uma verdadeira bomba-relógio prestes a explodir.

Passei a entender que por mais que pareça que há muitos caminhos, maneiras e formas de atingirmos nossas metas e alcançarmos nossos objetivos, dois conceitos não podem faltar: o Propósito e o Foco.

Para ajudar no entendimento destes dois conceitos indico novamente o livro *Comece pelo Porquê*, do autor Simon Sinek, para o quesito propósito e o livro *A Única Coisa*, dos autores Gary Keller e Jay Papasan, para o quesito foco.

No livro de Simon Sinek, a resposta para a conquista de resultados inovadores e consistentes de algumas pessoas e empresas está no forte senso de propósito que as inspira a darem o melhor de si para uma causa expressiva – o porquê.

Para os autores Gary Keller e Jay Papasan, não importa o objetivo, não importa o destino, a jornada para qualquer coisa que você queira começa sempre com um único passo. Esse passo se chama a *Única Coisa*, ou seja, focar no que é mais importante, estabelecendo prioridades e eliminando tarefas desnecessárias.

Com os conteúdos do *Brain Power*, aprendi como utilizar as características em favor próprio, revendo atitudes, padrões e pontos de vista.

Da maneira como exponho pode parecer que foi algo imediato, simples e claro.

Na realidade, o processo de entender todos esses conceitos a ponto de aplicá-los foi demorado, envolveu muitas leituras, exercícios e reflexões a respeito das decisões que tomei, das crenças e o que considero como valores fundamentais.

Percebi que todos os anos dedicados aos treinos, que me levaram a alcançar as metas definidas e, por consequência, os objetivos principais conquistados, precisavam ser compartilhados.

Com o livro *Comece pelo Porquê* compreendi o propósito e o porquê e investi tempo nos treinos, em pesquisas e na busca de informações com profissionais para compreender como melhorar os resultados.

No livro *A Única Coisa*, ficou claro o motivo pelo qual os treinos foram colocados em primeiro lugar na lista de tarefas, como utilizei as atividades paralelas da rotina principal, que são a família e o trabalho, para agirem a meu favor e o motivo de ter abdicado de outras atividades.

Entendi que a dedicação e a disciplina, nos 10 anos que treinei para buscar as metas estabelecidas, têm por objetivo compartilhar o que aprendi com outras pessoas que também buscam seus objetivos, sejam eles quais forem, para ajudar a despertar a importância de estabelecer o hábito de uma vida saudável.

E agora, venho por meio deste conteúdo, compartilhar experiências e aprendizados para trazer mais clareza de como o exercício físico, mais especificamente a corrida, pode transformar sua rotina trazendo benefícios e modificando hábitos, como a alimentação e a realização regular de exames, com o objetivo da prevenção da saúde.

DE PRATICANTE A ATLETA

Não sonhe vencer, treine para isso.

(Mo Farah, corredor inglês)

Mesmo amador, não tenho receio de me apresentar como atleta.

Com 14 anos de idade comecei a praticar natação e, um ano depois, em 1994, já integrava a equipe do CEFET-PR. Nos 4 anos que fiz parte da equipe, conquistei muitas vitórias e considero como principal a de ser eleito atleta revelação no ano de 1996.

Sempre gostei de desafiar limites. Na natação encontrei esse desafio nas provas de fundo e resistência. Iniciei na natação para auxiliar na prática de uma outra paixão: o *surf*. No início era somente uma maneira de melhorar o condicionamento físico e me sentir mais seguro no mar. A questão da segurança no mar não partiu de mim, mas sim da preocupação da minha mãe.

Logo estava nadando provas de 400 metros a 1500 metros nado livre, 400 metros nado medley e 200 metros nado costas. Mas a piscina não era o limite. Vieram as primeiras travessias no litoral do Paraná e Santa Catarina.

Em 1996, para acompanhar um amigo que também fazia parte da equipe de natação, participei de três etapas de um campeonato de *duathlon*. A prova consistia em nadar na piscina e correr em volta da quadra da escola de natação. A cada etapa as distâncias aumentavam. E talvez não seja por acaso, que a melhor colocação foi na etapa com as maiores distâncias: 800 metros de natação e 5500 metros de corrida. Participei deste tipo de prova somente naquele ano.

Acreditava que não gostava de correr e continuei somente na natação. Vieram os compromissos relacionados ao vestibular, depois a universidade e o trabalho. Em 1998, parei de nadar. Fiquei sem nadar de 1998 a 2005. Fiz uma tentativa de retornar em 2002, ainda durante a universidade, mas conciliar a natação, a universidade e o trabalho não foi possível. Após 4 meses de tentativa, precisei interromper a natação para me dedicar mais aos estudos.

O retorno à natação ocorreu no início de 2005, após a formatura do curso de Engenharia. Recomecei e logo retornei aos campeonatos, agora com 26 anos, na categoria Master. Quando estava voltando à forma, me aproximando dos resultados da época de CEFET-PR, fui aprovado em um concurso público e, novamente, por mais um ano, deixei de nadar.

Precisei mudar para Salvador, onde realizei um curso para exercer a atual profissão. Curso este que exigia tempo e dedicação integral. Mas, neste período, não abandonei o esporte. Voltei a surfar e isso me ajudou muito no aspecto do relaxamento e da concentração para me dedicar ao curso. Finalizado o curso em agosto de 2006, mudei para Aracaju, onde iniciei o exercício das atividades profissionais.

Conversando sobre a mudança para Aracaju e os possíveis impactos nos aspectos pessoais, durante uma visita para conhecer as instalações da empresa, soube que havia uma equipe de natação no clube de empregados. Poucos dias depois já estava retornando aos treinos e em poucos meses já participava de campeonatos locais.

Em 2008, fiquei sem nadar devido a problemas pessoais que me desmotivaram. Mas esse ano foi marcante, pois antes de parar as atividades esportivas, participei da Corrida Cidade de Aracaju. Essa corrida celebra o aniversário da capital e ao mesmo tempo relembra a mudança da capital, que antes era em São Cristóvão. São 25 km percorridos entre as cidades de São Cristóvão e Aracaju: Na época, somente nadava e "incentivado", ou melhor, desafiado pelo professor de natação Sergio Nunes e o colega Evandro Paton, resolvi fazer a corrida.

Comecei achando o máximo, nos primeiros quilômetros passei a frente deles achando que estava abafando, mas logo começaram as subidas e as descidas. Fui ultrapassado por eles e não tinha forças para acompanhá-los. No quilômetro 14 estava muito cansado e procurando o carro de apoio. Quando encontrei o carro parei para me hidratar. Logo depois que parei vinha a pior parte. Uma subida de 1 km que fiz caminhando. Depois da subida, a reta final. Uma reta muito longa com 8 km até chegar na avenida que dava acesso à chegada. Fiz este percurso final com muita dificuldade, alternando entre caminhadas e tentativas de correr, até que 2 horas e 52 minutos depois de largar, alcancei a linha de chegada.

A recuperação foi dura. Uma semana com dores abdominais e nas pernas. Andava parecendo um robô. A única posição que me sentia bem, ou melhor, menos mal, era deitado. Depois dessa prova, mas não por causa dela e sim por questões particulares, não retornei à natação em 2008.

Apesar das adversidades ocorridas nesse ano, em 2009 tomei uma decisão que me tornaria um apaixonado, ou como muitos dizem, um louco pelo *triathlon*.

O *TRIATHLON* EM MINHA VIDA

Eu faço da dificuldade a minha motivação
A volta por cima vem da continuação

(Charlie Brown Jr., trecho da música Pontes Indestrutíveis)

Até 2005 trabalhava em outra empresa, ainda no Paraná. Participava dos jogos do SESI e na equipe da empresa conheci um colega, hoje um verdadeiro amigo, chamado Francisco Kirchgassner, o Chico. Formávamos o revezamento 4 x 50 metros livre. Na viagem para Apucarana, nos Jogos Estaduais de 2004, nos conhecemos melhor e comecei a acompanhar a sua trajetória, pois ele já disputava provas de *triathlon*.

Em 2005 surgiu a chance de juntos, participarmos do Nissan X-Terra Brasil – prova de Triathlon Cross Country (disputado em trilhas) – que aconteceria no dia 31 de julho em Ilha Bela-SP. Mas ao ser chamado para assumir a vaga do concurso que realizei em 2004, não pude participar da competição, pois no dia 1.º de agosto de 2005 precisava me apresentar no novo emprego.

Na época, senti por não participar da competição em Ilha Bela. O tempo passou e continuei acompanhando os desafios e as provas por meio das notícias que o Chico compartilhava.

Em 2009, com 30 anos de idade, comecei a treinar para provas de *triathlon*. Em 2010, realizei o primeiro IRONMAN®[7], uma prova na qual nadamos 3,8 km, pedalamos 180 km e corremos 42,2 km.

De 2010 até 2018 realizei 11 provas, em 10 países, nos 5 continentes.

Vivenciei experiências incríveis, muito aprendizado, adquirindo confiança para que em 2019 realizasse um desafio ainda maior, a participação no Ultraman Brasil – UB515 – percorrendo as distân-

---

[7] Marca do maior circuito de provas de *triathlon* de média e longa distância – https://www.ironman.com/.

cias de 10 km de natação, 420 km de ciclismo e 84,4 km de corrida, divididos em 3 dias:

- 1.º dia: 10 km de natação + 145 km de ciclismo;
- 2.º dia: 275 km de ciclismo;
- 3.º dia: 84,4 km de corrida.

E em 15 anos, de 2009 a 2024, de treino em treino, de prova em prova, percebo que somos movidos a desafios, sejam eles físicos, mentais, emocionais e, por que não, sociais?

Você também precisa procurar seu desafio, aquele que fará com que assuma um compromisso e desse compromisso adote o hábito. Desafios dos mais diversos tipos, mas que tenham como resultado uma vida voltada para a saúde física e mental.

MODALIDADES

*Dificuldades preparam pessoas comuns
para destinos extraordinários.*

(Clive Staples Lewis, professor universitário e escritor)

A natação me moldou

No *surf* encontrei o que me satisfazia. Horas no mar, até duas vezes por dia, manhã e fim da tarde, apenas sentindo a energia das ondas, a calma do ambiente, a superação do desafio de completar uma manobra ou simplesmente descer uma onda mais difícil. Não morava no litoral e a frequência de pegar onda não era muito grande. Somente fins de semana e nas férias conseguia permanecer período suficiente para me dedicar mais para melhorar. Isso não permitia que me dedicasse a esse esporte a ponto de participar de campeonatos, mantendo-o somente como um *hobby* e um meio de relaxamento em contato com a natureza.

Com o *surf* descobri que a água era um ambiente que me agradava, me fazia sentir bem. Busquei a natação como um complemento ao *surf* para dar maior segurança no mar e manter um preparo físico adequado. Depois que comecei a nadar, me sentindo mais confiante e preparado, chegava a permanecer de 4 a 5 horas dentro do mar, pegando onda, quando as condições eram boas. Havia um receio de que no dia seguinte as condições não estivessem tão boas e não queria perder aquela chance.

Aos poucos, um esporte que era para trazer mais confiança e me manter apto a surfar por mais tempo começou a me mostrar características que me atraiam. O meio aquático, o isolamento e a calma, ambos proporcionados pelos momentos que você está nadando, com a cabeça parcialmente submersa, ouvindo apenas o barulho da água se deslocando ao seu redor. Mas também entregava o desafio e a superação, que para mim são pontos importantes para manter a motivação em qualquer atividade que me proponho a fazer. O tempo todo me desafiava, seja buscando reduzir os tempos ou aumentando as distâncias percorridas. E a cada novo tempo e maior distância, superando uma meta que havia sido imposta, me motivava mais. Foi assim que sai das tradicionais provas de 50m e 100m livre para as provas de 400m e 1500m livre, 400m medley e 200m costas, seguindo para as travessias, com distâncias que variavam de 1.000m a 2.000m, nadando no mar.

A natação, sem dúvida, foi o esporte que me ensinou que não há limites para evoluir se você se permitir desafiar, desde que o desafio seja pautado por uma consciência dos limites e acompanhado por profissionais qualificados para orientá-lo.

O ciclismo me desafiou

Das três modalidades que compõe o *triathlon*, o ciclismo foi a que ainda não havia experimentado antes de iniciar. Claro que pedalei quando criança. Pedalava procurando rampas e obstáculos para saltar, mas nunca com a intenção de adotar como um esporte. Era diversão de criança.

Algumas bicicletas passaram pela fase de criança e adolescente. Uma delas não me pertencia, mas lembro de ficar olhando para ela desconfiado de como era possível se equilibrar sobre duas rodas com pneus tão finos. Estou falando da lendária Caloi 10. Essa bicicleta pertenceu à minha irmã.

Lembro de andar de bicicleta no Parque Barigui, em Curitiba-PR, enquanto meu pai corria. Foi uma época muito boa, de madrugar no parque e ver aquele cenário típico de uma manhã fria, com geada na grama e neblina sobre o lago.

Houve um tempo, no período que passava as férias no litoral do Paraná, que pegava a bicicleta emprestada dos meus primos e pedalava até o embarque da travessia de balsa, um trajeto, ida e volta, de 15 km. Fazia isto logo cedo, voltava para tomar o café da manhã e seguia para o surf.

Essas foram as experiências com o ciclismo antes do *triathlon*.

Sem experiência, precisei aprender a pedalar na rua e na estrada, a dividir o espaço com motos, carros, ônibus e caminhões.

Como a experiência iniciou em Aracaju, a adaptação não foi difícil. Uma orla tranquila pela manhã permitia realizar os treinos durante a semana e uma estrada pouco movimentada, mesmo durante os finais de semana, possibilitava um pedal mais longo até a Praia do Saco, divisa com Mangue Seco na Bahia.

Da orla tranquila e estradas pouco movimentadas passei a enfrentar percursos perigosos, com risco de assaltos e estradas com alto fluxo de veículos, como a rodovia Rio-Santos. Agora, morando em Santos-SP.

Diferente da natação e da corrida, nas quais consigo me concentrar em praticamente 100% do tempo no esforço e na técnica, praticando a percepção do esforço e o autoconhecimento, para buscar pontos de melhoria, no ciclismo nunca consegui chegar a esse nível de atenção durante os treinos em razão da preocupação com o ambiente externo.

Uma forma de treino pouco usual, que se tornou muito conhecida e utilizada durante a pandemia, é o treino *indoor* utilizando um rolo de ciclismo.

Quando me mudei para Santos, em 2013, adotei o rolo como uma alternativa para os treinos durante a semana, devido à inviabilidade de treinar na rua e na estrada, seja pela segurança ou pela falta de tempo. A logística se tornou um problema.

No início, sem muita tecnologia, só um rolo simples e a bicicleta. Com o passar dos anos foram surgindo aplicativos de acompanhamento dos treinos e rolos interativos que simulam o relevo e trazem uma maior sensação de realismo aos treinos com o controle da velocidade, cadência e potência.

Após adquirir um rolo com essas características, o treino *indoor* ficou mais frequente, inclusive substituindo muitos treinos que seriam realizados na estrada.

Os desafios de pedalar foram muitos, seja pelo desenvolvimento da habilidade, pela exposição ao risco, pela adaptação aos diversos tipos de ambientes. Todos superados com a adaptação necessária para sentir-se seguro.

A corrida me transformou

Em 2008, como já citado, fiquei sem nadar devido a problemas pessoais que me desmotivaram. Mencionei que participei da corrida Cidade de Aracaju "incentivado", ou melhor, desafiado pelo professor de natação Sergio Nunes e o colega Evandro Paton.

A primeira experiência na corrida não foi nada animadora, inclusive foi um erro. Errei por não estar apto, pois não treinava corrida, somente natação, e me arrisquei a realizar a prova Cidade de Aracaju.

Em 2009, decidido a iniciar no *triathlon*, comecei a correr consultando planilhas disponíveis em revistas "especializadas". Outro erro, pois não conhecia a técnica correta, não sabia da importância de reconhecer o tipo de pisada e de adquirir tênis apropriado para a prática da corrida.

Resultado: em poucos meses uma sinovite[8] no tornozelo me levou para o ortopedista. Nessa consulta recebi as primeiras orientações e busquei ajuda de um educador físico.

Com essa ajuda profissional aprendi fundamentos que permitiram evoluir rapidamente, fazendo da corrida a melhor modalidade e um diferencial na conquista dos resultados.

---

[8] Inflamação da membrana sinovial, uma fina camada de tecido que reveste as articulações, causada pelo aumento da produção de líquido sinovial, que lubrifica as articulações e previne desgaste da cartilagem.

POR ONDE COMEÇAR?

*Se você quer ser bem sucedido precisa ter dedicação total.
Buscar seu último limite e dar o melhor de si*

(Ayrton Senna)

Para uma melhor compreensão do que será abordado daqui para frente, foi importante conhecer o relacionamento que tenho com o esporte.

Chegou a hora de abordar temas e conceitos que me foram apresentados, estudados e praticados nesses anos dedicados ao esporte.

Já é de conhecimento de você, leitor, que a dedicação ao esporte competitivo iniciou ao ingressar na equipe de natação do antigo CEFET-PR, a atual UTFPR – Universidade Tecnológica Federal do Paraná.

Desde então, além de treinar orientado por um(a) técnico(a), passei a pesquisar e me informar sobre como poderia melhorar os resultados com atividades complementares e um estilo de vida regular.

Disponibilizo na planilha a seguir uma prévia dos temas e conceitos que considero complementares à prática da atividade esportiva e importantes para quem quer iniciar a prática da corrida com a intenção de colher os benefícios proporcionados, principalmente o bem-estar físico e mental, fatores importantes para qualidade de vida e longevidade.

Antes, um ponto relevante a destacar é que a relação dos itens está voltada para uma vida mais saudável, mas são perfeitamente aplicáveis, úteis e fundamentais para melhora na performance esportiva, caso deseje.

Quadro 1 – Temas e conceitos para obter qualidade de vida

Alimentação	Fornecer energia e auxiliar na recuperação.
Profissionais	Orientação ao menos na área física, nutricional e cardiológica.
Exames	Aptidão para atividade física, indicação de vitaminas, reconhecimento de marcadores e necessidade de suplementação
Treinos	Rotina e respeito à periodização.
Registros e Acompanhamentos	Atenção à percepção de esforço e números (batimento, tempo, distância).
Cronograma	Definição de metas para buscar o objetivo.
Equipamentos	Entender a importância, mas não antes de aplicar os itens anteriores.

Fonte: o autor

Você precisa entender a melhor forma de se beneficiar desses temas para que a consequência seja o estabelecimento dos hábitos que transformarão seu corpo, seu cérebro e seu coração.

Aqui entra um conceito muito importante, o do autoconhecimento. O autoconhecimento revela limites e ir além dos limites gera resultado.

Ao impor dificuldade em entender, adotar e realizar cada um dos temas que serão apresentados, seu cérebro interpreta que não há compromisso. Sem compromisso não se estabelece o hábito. Sem hábito não conquista resultado.

Vamos abordar cada um desses pontos para que você avalie as mudanças e as adaptações que precisará adotar para que eles auxiliem sua escolha de tornar a atividade esportiva, mais especificamente a corrida, parte da sua vida, obtendo como consequência a conquista dos benefícios de hábitos saudáveis.

A ALIMENTAÇÃO

*Que seu remédio seja seu alimento
e seu alimento seja seu remédio.*

(Hipócrates)

A primeira orientação. Não siga planos alimentares, receitas ou indicações de alimentos ou produtos indicados para outras pessoas. Mesmo que tenham sido indicados por profissionais. Mesmo que entenda que o resultado obtido por determinada pessoa é condizente com o objetivo que você almeja, não use a orientação indicada para outra pessoa. Pegue o contato do profissional e realize sua consulta particular.

Procure um profissional de nutrição para que ele adeque sua alimentação para seus objetivos e necessidades, sejam eles quais forem, de preferência baseado em exames prévios.

A educação alimentar recebida dos meus pais, com o consumo frequente de frutas, verduras e legumes durante as refeições, a restrição de refrigerantes somente aos domingos e o compromisso de não sair de casa sem tomar o café da manhã foi o ponto de partida para as escolhas que eu tomaria anos depois, ajudando nos resultados esportivos e, por consequência, buscando sempre me alimentar melhor.

O processo de mudança alimentar iniciou na época que fiz parte da equipe de natação do CEFET-PR. Por um período, dos 16 aos 18 anos, deixei de comer carne vermelha.

Inclusive, sempre que relembro dessa opção, me vem na memória um episódio ocorrido em um feriado que passei com a família na praia. Meu pai resolveu fazer churrasco e, no dia anterior, deixou a carne em uma bacia com água e tempero. A carne foi assada e todos, meu pai, minha mãe, minha irmã e meu cunhado, comeram o churrasco, exceto eu, que nessa época não comia carne vermelha. Todos eles tiveram problemas intestinais derivado da água (não da carne, por favor) que foi utilizada para deixar a carne de molho.

O fato não tem nada a ver com a carne, mas indiretamente fui poupado pela escolha que na época fiz.

A opção de não comer carne foi por acompanhar matérias referentes a atletas que não consumiam carne e apresentavam melhor desempenho e, principalmente, melhor recuperação pós-treino. Resolvi seguir. Mal não fez, mas também não tive condições de avaliar se melhorou sob o ponto de vista dos treinos e resultados.

Em 1998, voltei a comer carne, um período de curso superior que remete a muitos encontros da turma nos famosos churrascos de faculdade.

Em 2006, já em Aracaju, comecei realmente o processo de reeducação alimentar com o objetivo de buscar mais rendimento no esporte. Nessa época ainda somente nadava. O primeiro livro que li sobre o assunto foi *A Dieta do Abdômen*.

Em 2009, quando migrei para o *triathlon*, passei a procurar orientação médica iniciando consultas com endocrinologista.

Fui apresentado ao exame de bioimpedância e a uma rotina de exames de sangue para acompanhamento de marcadores com o intuito de saber como o organismo reagia ao processo de treinos e provas longas já que o objetivo era realizar o IRONMAN® Brasil 2010.

De 2009 até 2016 não restringia nada na alimentação. Até mesmo refrigerante e bebidas alcóolicas tomava, com frequência muito baixa, mas esses produtos ainda faziam parte do consumo. Entre recomendações profissionais e pesquisas, buscava informações sobre como adaptar a alimentação para melhor recuperação pós-treino.

Em 2016, mais precisamente em setembro, minha esposa, Alexandra, e eu conversávamos a respeito da alimentação, sobre processos inflamatórios, alimentos industrializados, do vínculo de muitas doenças associadas à ingestão de produtos com muitos conservantes. Foi dessa conversa que, naquele momento, decidimos por parar de comer carne vermelha, carne de frango e leite. Iniciamos um processo de nos alimentar com mais verduras, legumes, peixes e ovos. Mas ainda não estava satisfeito.

Na busca por mais informação, no processo de melhorar a qualidade de vida e os resultados no esporte, cada vez mais tinha consciência que é possível se alimentar bem, manter uma vida saudável e produtiva sem o consumo de fontes de origem animal, mais precisamente as que abatem o animal, seja da origem que for: boi, vaca, frango, peixes e animais de outras espécies.

Em setembro de 2017, optamos pelo ovo-lacto-vegetarianismo, consumindo ovos e queijos de procedência conhecida, dando preferência para pequenos criadores que mantém animais soltos e pequenos produtores que buscavam insumos para a fabricação dos queijos em locais de boa procedência, sem as características da industrialização.

Iniciamos uma revolução alimentar particular, passando a consumir muitas frutas, legumes e verduras. A proteína passou a ser de fontes vegetais. A opção pelas leguminosas e sementes, como exemplo: abóbora, girassol, chia e linhaça, e pelas oleaginosas, como amendoim, amêndoa, nozes e castanhas, tornou-se rotina.

Aqui entra o segundo livro que li: *A Dieta Gracie*.

Apesar de não ser um livro voltado para vegetarianos, há muitas orientações, dicas e receitas que podem ser utilizadas para quem não consome proteína animal.

Comecei a perceber que os treinos eram menos exaustivos, a recuperação passou a ficar mais rápida, permitindo realizar treinos longos em um menor período de intervalo entre eles. Mas ainda havia algo que precisava melhorar.

No 2º semestre de 2017, participei de provas curtas de *triathlon* e ao final da prova sentia cãibras que não chegavam a atrapalhar a performance, pois eram sentidas ao término das provas.

Foi em novembro de 2017, ao participar de uma prova em Xiamen, na China, para tentar a vaga para o mundial de IRONMAN®, realizado em Kona, no Havaí, que as cãibras me deixaram fora da disputa pela vaga.

Ao final do ciclismo comecei a sentir fortes cãibras e fui obrigado a reduzir a velocidade nos últimos quilômetros do percurso de ciclismo. Saí para correr e com menos de 1 km fui obrigado a parar por dores na perna direita. Retornei e alguns quilômetros à frente novamente parei, agora com cãibras na perna esquerda. Recuperado delas, precisei fazer uma corrida controlada para evitar que retornassem. Ao final, essas cãibras me custaram 12 minutos e a perda de 1 das 4 vagas para o mundial, pois concluí a prova na 7ª colocação.

Continuei o acompanhamento médico e nutricional, com o endocrinologista, que manteve a realização dos exames de sangue para acompanhamento dos marcadores, e com a nutricionista, que fazia o plano alimentar voltado às necessidades pessoais. Ambos baseando-se nos resultados obtidos por meio do exame da bioimpedância, de sangue e na percepção pessoal quanto ao cansaço durante os treinos e a recuperação pós-treino.

Na 1ª prova de 2018, já pensando na próxima tentativa para conquistar a vaga para o mundial de Kona, percebi que as mudanças propostas para uso em treinos e provas surtiram resultados. Não senti cãibras e à medida que os treinos evoluíam, aumentando volume, percebia que melhorava os resultados e a recuperação.

O ápice dessa escolha alimentar vinculada ao acompanhamento médico-nutricional foi chegar às vésperas da prova-alvo classificatória para o mundial de Kona, que optei por realizar nas Filipinas, com a melhor composição corporal para 1,82 m de altura e 71,9 kg de massa, sendo 40,1 kg de massa muscular e 3,1% de gordura.

Figura 1 – Resultado exame de bioimpedância

Histórico da Composição Corporal				
Peso (kg)	70.1	70.2	70.9	71.9
Massa Muscular Esquelética (kg)	38.2	38.4	38.7	40.1
PGC Porcentual de Gordura (%)	4.2	3.8	4.1	3.1
☑ Recente ☐ Total	27.02.18 18:17	22.03.18 18:18	26.04.18 18:41	24.05.18 17:54

Fonte: o autor

Planejamos – endocrinologista, nutricionista e eu – o acompanhamento, reconhecemos o que era preciso melhorar e avaliamos quais as melhores fontes de alimentação. Aplicando o recomendado, alcancei o objetivo de conquistar a vaga para o mundial de IRONMAN®, em Kona, no Havaí.

Continuei lendo e buscando informação nesta área.

Em 2021, durante uma consulta com o cardiologista, ele me convidou para uma palestra sobre MEV – Medicina do Estilo de Vida.

Já ouviu falar?

Nunca tinha lido nada a respeito e fiquei surpreso por saber que há uma área da medicina que antes estava pulverizada entre várias áreas médicas, mas que no início dos anos 2000 começou a ser vista como uma especialidade. Surgiu em 2004, na Universidade de Harvard, diante da necessidade de criar um sistema de saúde mais sustentável e eficaz, focado na prevenção de doenças crônicas que são responsáveis por uma alta proporção dos custos de saúde.

Até o momento, a Medicina do Estilo de Vida não é reconhecida pelo Conselho Federal de Medicina no Brasil, mas suas práticas estão em processo de reconhecimento junto ao órgão regulamentador. Nos Estados Unidos, país de origem da prática, ela já é reconhecida desde 2010, segundo o *site* Hilab.

Ainda conforme descrito neste mesmo *site*[9], a MEV atua em seis pilares fundamentais para uma vida saudável:

- **Alimentação**: os hábitos alimentares de uma pessoa podem ser o tratamento (ou a causa) de uma grande variedade de doenças. Por conta disso, a Medicina do Estilo de Vida prega uma dieta saudável, que prioriza alimentos de origem vegetal, natural e integral, em detrimento de alimentos industrializados, produtos de origem animal e alimentos ultraprocessados.

- **Atividade física**: é comprovado que o sedentarismo faz mal à saúde. Com base nisso, a Medicina do Estilo de Vida defende a prática de atividades físicas (mesmo as não esportivas) para prevenção e tratamento de doenças. O importante é se movimentar por, pelo menos, 150 minutos por semana.

- **Controle do estresse**: não é por acaso que o estresse é chamado de "mal do século". Ele pode ter um grande impacto na saúde de uma pessoa, gerando tanto problemas físicos (queda de cabelo, hipertensão, obesidade), quanto transtornos mentais (depressão, ansiedade, síndrome do pânico). Encontrar maneiras de controlar o estresse é fundamental para a qualidade de vida.

- **Saúde do sono**: a privação de sono traz muitos problemas para a vida de uma pessoa. Ela afeta a concentração, a memória, o humor e pode gerar disfunções imunológicas que abrem espaço para muitas doenças. A MEV visa estimular o sono saudável, identificando e tratando distúrbios que prejudicam a qualidade do sono.

---

[9] MEDICINA do estilo de vida (MEV): o que é e para que serve? **Hilab**, 2021. Disponível em https://hilab.com.br/blog/medicina-estilo-vida/. Acesso em: 20 ago. 2022.

- **Controle de tóxicos**: as drogas lícitas (álcool e tabaco) são comprovadamente nocivas para a nossa saúde. O tabagismo causa problemas pulmonares, enquanto o consumo excessivo de álcool ataca o fígado – para citar apenas os problemas mais óbvios de cada um. Diminuir o consumo dessas substâncias é fundamental para quem busca uma vida mais saudável, o que é defendido pela MEV.

- **Relacionamentos**: o ser humano é sociável. Precisamos nos relacionar com outras pessoas. Isolamento e solidão mexem com a cabeça das pessoas (algo que ficou bastante evidente por conta da pandemia). Por isso, criar e manter conexões sociais (amizades, relacionamentos amorosos) é fundamental para nossa resiliência emocional, o que também afeta nossa saúde física e mental.

OS PROFISSIONAIS

*Valorize o trabalho das pessoas
assim como quer que valorizem o seu.*

(Autor desconhecido)

A consciência do "individualismo"

Antes de abordar a importância de procurar profissionais das áreas de educação física, médica, nutricional e fisiológica, é preciso destacar uma característica presente em muitas pessoas que pode prejudicar a busca de resultados, mas que se compreendida tem seus benefícios.

Já apresentei a "carreira esportiva" com início no futebol, optando pela posição de goleiro, e que não me adaptei ao kung-fu pela doutrina a ser seguida. A disciplina e dedicação são pontos a serem colocados entre as prioridades quando se dispõe a conquistar um objetivo, mas também é importante reconhecer o que fará você manter a motivação. Particularmente, dois pontos fizeram com que não permanecesse no futebol e no kung-fu. No primeiro, a coletividade, e no segundo, o excesso de regras/fundamentos.

O primeiro ponto, a coletividade, muitos anos mais tarde, como será visto à frente, aprendi que é fundamental. Não do ponto de vista de esporte coletivo, mas sob a ótica da rede de apoio e suporte.

Não se pode confundir a individualidade nas modalidades esportivas, a exemplo da corrida, com o isolamento das pessoas. Essa forma de pensar posterga em muito o alcance dos seus objetivos.

O segundo ponto que norteou as escolhas foi perceber que os esportes que, na percepção pessoal, não eram pautados em muitas regras e fundamentos, me mantinham mais interessado no aprendizado e concentrado nos treinos.

O primeiro esporte com essas características, com base nesta percepção pessoal, foi o surf. Comecei a surfar com 12 anos e permaneci surfando até os 30 anos. Lá no fundo sempre tenho vontade de retomar, mas a dedicação aos treinos de *triathlon* fazem voltar atrás ao pensar:

"Surfar ou nadar?", nadar, apesar do *surf* ser uma excelente ferramenta para obter a força para ser utilizada na natação.

"Surfar ou pedalar?", pedalar, apesar do *surf* também auxiliar na força das pernas e no equilíbrio necessário para o ciclismo.

"Surfar ou correr?", correr, porque para mim, dentro do *triathlon*, a corrida é a modalidade que demanda mais força mental no momento em que já está cansado, passou por outras duas modalidades (natação e ciclismo) e precisa estar bem para que essa etapa da prova não se torne um sofrimento. Pensando em performance, a corrida é a modalidade que permitirá obter bons resultados e, consequentemente, conquistar os objetivos. Esse é um tema que ainda abordarei mais – a importância da corrida para os resultados.

Mas como já mencionei, o *surf* me levou para a natação e sou muito grato a isso.

A importância da coletividade

A coletividade me afastou dos esportes com essas características. Ocorreu com o futebol, chegando a treinar no time infantil na posição de goleiro, mas não dei continuidade.

Mantive um distanciamento dessa coletividade durante os anos nos quais me dediquei à natação e durante 8 anos no *triathlon*. Quando me refiro a distanciamento, quero dizer que não procurava apoio externo para melhorar.

Muitos eram os motivos, entre eles financeiros, pois na minha concepção não deveria investir, priorizando outros pontos. Também havia uma trava relacionada ao comprometimento. Pensava que ao buscar apoio, conselhos e parcerias iria me comprometer a entregar um resultado que não sabia se teria condições.

A "vida social esportiva" se limitava ao técnico e amigos de treino mais próximos. Não me abria para mais contatos e conexões.

No *triathlon*, os objetivos são muito individuais e a oferta de planilhas virtuais e de acompanhamento a distância, pode fazer com que busque realizar seus treinos de uma forma muito individual, tanto para focar no objetivo, concentrado em se perceber como atleta, quanto para ter melhor controle do seu tempo, adequando, otimizando e conciliando seus treinos com o trabalho e a família, ou seja, com sua rotina.

É preciso abrir-se para buscar apoio, além de um técnico ou planilha de treino. Quando tiver essa consciência, perceberá que a evolução passará a ser exponencial.

Tome por base este exemplo. Permaneci 8 anos apenas com apoio técnico, alternando entre técnico presencial e planilhas de treino com técnico a distância, para preparação dos treinos e limitando os investimentos. Em 2017, após uma tentativa de conquistar a vaga para Kona em uma prova disputada em Xiamen, na China, foi que me atentei que se permanecesse apenas buscando apoio técnico não chegaria ao objetivo proposto por mim. E assim, ao retornar dessa viagem, fui buscar apoio médico, nutricional e fisioterapêutico.

Em 2018, reiniciei os treinos com o objetivo de conquistar a vaga para o mundial de Kona, mantendo o apoio técnico para montar as planilhas de treino, respeitando a periodização necessária para chegar bem na prova e complementando com apoio médico, nutricional e fisioterapêutico.

No apoio médico, busquei na especialidade de endocrinologia o acompanhamento por meio dos exames de sangue, dos níveis de vitaminas e minerais, dos marcadores hormonais, além de outros marcadores que podem indicar alguma deficiência e necessidade de reposição.

Ainda dentro do apoio médico, mantive a consulta anual, realizada desde 2009, com um cardiologista. Realizar uma bateria de exames preliminares antes de iniciar atividades aeróbicas, principalmente aquelas que exigem maior esforço cadiorrespiratório, é primordial.

No âmbito nutricional, busquei esse auxílio profissional para adaptar, de uma forma mais correta e assertiva, a alimentação. Na minha opinião, é o item número 1 na prioridade para obter condições de suportar a carga de treinos e auxiliar na recuperação muscular, respeitando as escolhas quanto ao estilo alimentar por mim adotado.

E, por fim, mas não menos importante, o apoio fisioterapêutico com um profissional para realizar sessões de quiropraxia e liberação miofascial. E como ninguém é de ferro, também foram incluídas, nas semanas finais de preparação para as provas, massagens esportivas para melhorar a circulação, potencializando a recuperação muscular no período pré-prova.

E, com essa nova mentalidade coletiva, pude, com o apoio desses profissionais, aprender formas de melhorar a recuperação pós-treino, tornando os treinos mais eficientes e assim alcançando o objetivo de conquistar a vaga para o mundial de Kona.

EXAMES

O que se exige do homem é que seja útil ao maior número de semelhantes, se possível. Caso não consiga, sirva a poucos, ou ao menos aos seus próximos, ou a si mesmo.

(Séneca, filósofo)

Atenção!!!

A relação de exames descritos está relacionada a uma necessidade específica e particular, servindo de exemplo para a importância de um acompanhamento periódico, com a intenção da prevenção e da segurança ao realizar exercícios físicos.

Compreender deficiências de vitaminas e minerais, reconhecer marcadores e entender quais as necessidades de suplementação são alguns dos benefícios da realização de exames voltados para a prevenção da saúde, com o benefício adicional de auxiliar na busca de melhorar resultados, sejam eles do ponto de vida da saúde física ou performance esportiva.

Os primeiros exames, realizados em 2009, tiveram como objetivo sustentar a vontade de iniciar os treinos no *triathlon*.

No período dedicado somente à natação, por se tratar de um esporte aeróbico com esforço cardiovascular intenso quando realizado à nível competitivo, nunca apresentei sintomas que levassem a desconfiar de alguma insuficiência.

Mas, ao realizar a mudança para o *triathlon*, incluindo o ciclismo e a corrida, foi preciso ter esta certeza. Estava saindo de uma rotina de treino nadando 1 hora, de duas a três vezes por semana, para uma nova rotina de realizar em média de 12 a 20 horas semanais de treino, passando a dividir as três modalidades entre todos os dias da semana.

Os exames de sangue, eletrocardiograma, ecocardiograma com doppler e ergoespirométrico passaram a fazer parte da rotina desde o início dos treinos voltados para o *triathlon*. Exames de sangue com periodicidade semestral e os cardiológicos com periodicidade anual.

Exames cardiológicos são muito importantes. Muitos são os exemplos de atletas de alto rendimento que se sentiram mal durante provas e ao fazer os exames detectaram insuficiências. Há ainda aqueles que não tiveram tempo de descobrir essa insuficiência e, lamentavelmente, vieram a falecer. Muitos deles durante jogos e provas.

Um destes casos de descoberta durante exames é o do triatleta profissional Timothy O´Donnell, que relatou[10] ter sofrido um ataque cardíaco leve durante uma prova de *triathlon* no ano de 2021. Tim O´Donnell, como é conhecido entre os triatletas, tem um currículo repleto de conquistas, entre as quais o primeiro lugar no Ironman Brasil 2015 e o vice-campeonato no mundial de Kona em 2019, ambas abaixo de 8 horas.

A partir de 2018, ao buscar os profissionais necessários para auxiliar no reconhecimento das necessidades, passei a realizar um exame complementar: o ultrassom abdominal, que envolve o acompanhamento, por imagem, dos seguintes órgãos: baço, bexiga, fígado, pâncreas, rins e vesícula.

Em exames de sangue mais completos, que vão além do hemograma, glicemia, colesterol e urina, é possível detectar se há tendência de esforço excessivo que esteja sobrecarregando algum órgão, a exemplo do coração e do rim. Por falar em rim, é importante, ao optar por iniciar a prática esportiva com regularidade, principalmente se for voltada à performance, realizar consulta com um nefrologista para realizar exames específicos.

---

[10] LACKE, Susan. Tim O'Donnell Reveals He Suffered Heart Attack During Challenge Miami. **Triathlete**, 2021. Disponível em: https://www.triathlete.com/culture/news/tim-odonnell-reveals-he-suffered--heart-attack-during-challenge-miami/. Acesso em: 11 set. 2022.

TREINOS

Correr permite libertar minha mente.
Nada parece impossível. Nada é inatingível.

(Kara Goucher, corredora americana)

Há três pontos primordiais quando o assunto é treino. E quando se menciona a palavra treino, tenha em mente um treino voltado para a busca de resultados, sejam eles vinculados ao emagrecimento, à melhora da forma física, ou à performance em provas. Independentemente do objetivo pessoal, treino deve ser encarado como algo transformador, que irá trazer um estilo de vida e, consequentemente, mais saúde e bem-estar.

Os três pontos são:

- bons profissionais, que saibam entender suas necessidades, prescrevendo treinos adequados para atendê-lo e realizando exames que irão direcioná-lo para seus objetivos;

- dedicação, pois não há como obter resultado sem esforço. Neste ponto, para deixar mais significativo a importância da palavra dedicação, compartilho uma frase de autoria própria: "A busca pelo resultado passa pela seriedade necessária para se autoconhecer";

- autoconhecimento, fundamental para reconhecer suas limitações, não ser manipulado/influenciado e buscar sua evolução.

Há uma interação entre esses três pontos.

Antes de falar a respeito dessa interação, veja este exemplo do reconhecimento que o piloto Ayrton Senna tinha por sua excelente percepção, tanto em relação a si próprio quanto em relação ao carro.

De 1985 a 1994 vivemos o período mágico da F1. Este foi o período que o piloto Ayrton Senna nos proporcionou um verdadeiro espetáculo de pilotagem. O talento para pilotar era evidente, mas também havia um quesito que não ficava claro durante as corridas, mas era muito comentado pelos especialistas sobre o assunto e reconhecido entre os pilotos que conheceram Senna.

Ayrton Senna tinha uma ótima percepção sobre o carro. Ele contribuiu de forma fundamental para que os engenheiros e mecânicos realizassem o ajuste do carro de modo a obter mais eficiência. Eficiência essa, que somada ao talento, gerou a quebra de muitos recordes e a conquista de três campeonatos mundiais de F1.

Parte de um texto extraído do *site*[11] do tricampeão mundial comprova a importância que o piloto tem sobre a performance do carro. Segundo Senna,

> Um dos talentos que todo piloto de Fórmula 1 deve ter e desenvolver é o de ser um bom testador, isto é, conseguir analisar o desempenho de seu carro em todos os tipos de treinos e corridas e apontar as melhorias necessárias para otimizar seu tempo na pista.
>
> Além disso, é necessário que se tenha uma dose de sensibilidade ao volante para antecipar as reações do carro durante uma corrida – não apenas reagir instintivamente quando algo acontecer – e equilibrar os acertos antes da prova. O piloto verdadeiramente completo tem uma boa bagagem técnica e é capaz de sugerir aos engenheiros do time os ajustes necessários para a pista.

Percebam que o texto traz três elementos. O bom profissional, representado pelos engenheiros que farão o ajuste do carro; a dedicação, destacada pela necessidade de uma dose de sensibilidade que só é adquirida treinando; e o autoconhecimento, quando é mencionado a necessidade de desenvolver a capacidade de analisar o desempenho do carro, não apenas reagindo instintivamente.

---

[11] Disponível em: https://www.ayrtonsenna.com.br/piloto/arte-de-pilotar/como-ayrton-senna-ajudou-preparar-os-carros/. Acesso em:10 mar. 2024.

Voltando para a interação que há entre os três pontos mencionados anteriormente, fica claro que é preciso se dedicar para desenvolver uma percepção que ajudará no seu autoconhecimento. Com um autoconhecimento desenvolvido você chega ao ponto de conversar com os profissionais que o orientam, ou orientarão, para auxiliar na sua evolução por meio do retorno, baseado em sua percepção, que é passado a eles a respeito dos seus sentimentos.

Assim como Ayrton Senna se dedicava a melhorar sua percepção sobre o carro, desenvolvendo seu autoconhecimento, para levar aos engenheiros e mecânicos sugestões de ajuste, você também precisa se dedicar para melhorar sua percepção sobre suas necessidades, desenvolvendo o autoconhecimento que o levará a evoluir física e mentalmente.

REGISTROS E ACOMPANHAMENTO

O que não te desafia, não te transforma.

(Fred DeVito, treinador)

Um grande desafio é realizar registros para acompanhar sua evolução. Manter um acompanhamento das suas atividades por meio de registros pessoais é um dos diferenciais. Essa prática fará com que você desenvolva a autoanálise das suas metas e dos objetivos que quer alcançar.

São muitas as formas de registrar e acompanhar seus resultados. Seja pelo uso dos vários aplicativos disponíveis ou até mesmo de forma manual.

Alguém atualmente se arrisca a realizar esses registros de forma manual?

Comecei no *triathlon* em 2009, mas somente adquiri o primeiro relógio com GPS e registro automático dos dados em 2014.

Durante 5 anos fiz o registro manual dos treinos, nas mais diversas formas – com caderno de notas, planilhas eletrônicas, como a mostrada na Figura 2 a seguir, ou espaços dedicados dentro dos *sites* da assessoria esportiva compartilhando com o treinador.

Figura 2 – Exemplo de registro pessoal de forma manual

Data	Percurso	Ciclocomputador				Calculado			Observação
		Km	Vmax (km/h)	Vméd (km/h)	Tempo	Km	Vmax (km/h)	Vméd (km/h)	Tempo	
29/04/2009	Esteira					2,70	10,50	8,10	20,00	
04/05/2009	Esteira					2,80	11,00	8,40	20,00	
04/05/2009	Orla Atalaia	2,24	9,00	3,900	00:34:18	2,24	9,00	3,92	34,30	Ciclo não calibrado. Referenciado para comprovação do treino.
06/05/2009	Esteira					3,00	12,00	9,00	20,00	
07/05/2009	Orla Atalaia		8,50			4,80	-	7,78	37,00	Correndo 3 km em 16 minutos.
08/05/2009	Esteira					2,90	12,00	8,70	20,00	
09/05/2009	Casa – CEPE					3,70	-	10,64	20,87	
09/05/2009	CEPE – Casa					3,70	-	9,12	24,33	2 voltas de 1,5 km – preparação para o Brasileiro de Aquathlon
10/05/2009	Volta Piscina CEPE					3,00	-	-	30,00	Caminhada de aquecimento.
11/05/2009	Esteira					4,60	13,40	9,20	30,00	
13/05/2009	Esteira					1,50	7,10	6,00	15,00	Véspera do Brasileiro de Aquathlon.
15/05/2009	Esteira					1,80	8,00	7,20	15,00	
18/05/2009	Esteira					3,10	12,20	9,30	20,00	
19/05/2009	Orla Atalaia					4,20	-	8,40	30,00	Início da tabela semanal de treino para maratona – 30'CL

Fonte: o autor

Esse hábito lhe auxiliará a desenvolver e observar a percepção do esforço. Na corrida, por exemplo, meu relógio, até 2014 antes de adquirir o GPS, não registrava os quilômetros.

Para saber a distância, fazia o percurso de bicicleta, marcando os quilômetros no ciclocomputador ou de carro. Assim, tinha condições de saber a distância que percorria. Com o tempo total obtido no cronômetro do relógio, calculava o *pace*, ou seja, o ritmo da corrida em km/minuto. Registrava na planilha e fazia uma autoanálise de como me senti no treino. Dessa forma, desenvolvi um autoconhecimento de perceber como reagia ao treino, a chamada percepção de esforço.

Aprendi isso sozinho? Não, foi por meio de uma assessoria chamada Ironguides[12], que tem a percepção do esforço como a base de treinamento, algo que você também pode desenvolver e que o ajudará muito a manter-se focado mesmo nos momentos que tem a sensação de que não há mais motivação para continuar. Seja para melhorar seu desempenho pessoal ou para saber que, se já foi possível realizar, poderá fazer novamente.

O fato de desenvolver essa percepção o ajudará tanto no sentido da melhora na sua performance quanto no fato de não ficar dependente de acessórios eletrônicos, que podem vir a falhar, durante uma prova.

Em 2014, adquiri o primeiro relógio com GPS. Sem dúvida auxilia no registro e acompanhamento, mas como um complemento ao autoconhecimento. Se você nunca pensou ou se permitiu treinar sem acessórios eletrônicos, experimente e avalie sua percepção quanto ao esforço.

Aqui deixo um complemento adicional, para refletir, fazendo um paralelo aos treinos solo. Treinar em equipe é estimulante e necessário para troca de conhecimento e experiência. É um ato social. Mas treinar sozinho, esporadicamente, deixando os acessórios eletrônicos em casa ou fora da vista, permitirá desenvolver a percepção e o autoconhecimento necessários para saber como reagir a imprevistos.

---

[12] IRONGUIDES, 2020. Disponível em: https://www.ironguides.com.br/esforco-maximo-significa--mesmo-maximo/. Acesso em: 30 set. 2022.

Afinal, equipamentos eletrônicos podem falhar e se você estiver sozinho precisará buscar força e motivação dentro de você mesmo, diferente de um treino coletivo que a motivação é compartilhada entre os praticantes. Desenvolver a habilidade do autoconhecimento fará com que você esteja preparado mentalmente para reagir às dificuldades que poderão surgir durante uma prova.

CRONOGRAMA

*Parte do treinamento de um corredor
consiste em expandir os limites da mente.*

(Kenny Moore, atleta olímpico e jornalista)

Saber aonde quer chegar, o que quer alcançar e qual objetivo quer atingir é o primeiro ponto.

Quer melhorar sua saúde?

Deixar hábitos nocivos? Não necessariamente vícios como o tabagismo e o álcool. Talvez seu hábito nocivo seja o sedentarismo.

Dores articulares, lombares e cervicais são constantes?

Não há queixas físicas, mas sente-se desanimado, com pensamentos negativos recorrentes?

Responder sim para uma ou mais perguntas desta natureza é um indício que a atividade física não está presente na sua rotina.

Pode estar pensando: "Jogo futebol fim de semana ou vou para a academia", mas essas atividades são acompanhadas de um cronograma, de uma rotina que visa melhorar sua saúde, ou são atividades mais voltadas para diversão ou convívio social?

É preciso ter metas que são as etapas que terá que passar até chegar no objetivo. As metas são importantes para avaliar se você está no caminho certo.

Seu objetivo alvo pode ser o emagrecimento, o bem-estar físico e mental, a prevenção ou tratamento da saúde ou a performance, as metas são etapas necessárias, estratificadas, alcançáveis e mensuráveis para que se mantenha motivado em busca do seu objetivo. Um cronograma bem planejado permite um acompanhamento dessas metas e auxiliará na reavaliação e implementação de melhorias, caso necessário, até atingir seu objetivo.

Unindo treinos e cronograma terá a periodização, algo muito importante para quem busca performance e resultados recorrentes em provas.

O Gráfico 1 a seguir apresenta a periodização de três provas realizadas entre novembro/17 e outubro/18. Veja que as linhas pontilhadas mostram a tendência da periodização com base no tempo de treino (azul) e na distância do treino (laranja).

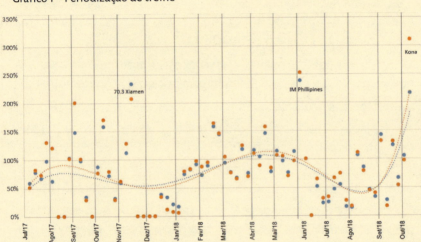

Gráfico 1 – Periodização de treino

Fonte: o autor

A linhas de tendência são crescentes até um período, atingem seu ápice e começam a decrescer à medida que a prova se aproxima. A periodização basicamente contempla a fase de aumento gradual do volume para adaptação do organismo, o ápice chegando a volumes próximos ao que irá enfrentar na prova e o polimento para que os músculos se recuperem para chegar na sua melhor forma no dia da prova.

EQUIPAMENTOS

Uma pessoa que nunca cometeu um erro, nunca tentou nada de novo.

(Albert Einstein)

Este é um tópico muito controverso.

Muitas pessoas ao iniciarem na corrida buscam os melhores equipamentos e esse pode ser um motivo que leve à desistência pelos altos preços praticados e até mesmo por não ser aquilo que esperava em termos de resultado prático. Ou não se preocupam em procurar equipamentos apropriados para a prática da corrida, como um tênis adequado ao tipo de pisada.

Tanto o excesso ao buscar equipamentos de ponta, desenvolvidos para atletas, quanto à escassez, preocupado apenas em economizar, negligenciando a saúde dos pés, tornozelos, joelhos e quadril, são prejudiciais e estão entre os motivos que levam à desistência.

Nada contra adquirir um tênis top de linha com a melhor tecnologia de propulsão. Havendo disponibilidade financeira a ponto de não intervir no seu orçamento pessoal, tudo bem. Caso contrário, priorize sua saúde financeira para não perder sua saúde física por ter que ser preocupar com dívidas.

Antes de pensar nos melhores equipamentos disponíveis é preciso priorizar os tópicos abordados anteriormente. Nenhum equipamento, por mais moderno que seja, trará resultados sem antes se preocupar com o principal fator de conquistas, você!!!

Alimentação, profissionais de apoio, exames, treinos, registros e acompanhamento com um cronograma bem definido para deixar claro o que quer alcançar são fundamentais para que você obtenha os benefícios físicos e mentais.

Quando comecei os treinos, não tinha noção do que era bom ou não para correr. Depois de enfrentar uma inflamação no tornozelo, associada ao uso de um tênis inadequado para a prática da corrida, passei a buscar mais informações a respeito.

Aprenda a identificar seu tipo de pisada e quais são os tênis adequados para cada tipo.

O principal diferencial é aprender e desenvolver a técnica de corrida adequada que não só auxiliará na melhora dos seus resultados na corrida, mas também poderá aumentar a gama de tênis que você poderá utilizar. Sem contar que aplicando a técnica correta evitará sobrecarga nas articulações e eventuais lesões, outro fator de desistência para muitas pessoas.

Evite comprar lançamentos e produtos que prometem resultados, normalmente associados à imagem de um atleta profissional. Tenha o hábito de comprar bons tênis, indicados para a prática da corrida. Uma dica é adquirir após alguns meses do lançamento. Assim, terá produtos de qualidade com um preço mais acessível e com opinião de outros usuários para auxiliar na escolha.

FUNDAMENTOS DA CORRIDA

*Sem estudar, se preparar e praticar
você está deixando o resultado para o destino.
Eu não acredito em destino.*

(Kobe Bryant, ex-jogador da NBA)

Foi comentado anteriormente que aprender e desenvolver a técnica de corrida adequada auxilia na prevenção da sobrecarga nas articulações, evitando lesões. Mas quais são os fundamentos de uma técnica adequada de corrida?

Aterrisagem do pé

O 1.º fundamento é, do meu ponto de vista, o mais importante para evitar lesões e manter a corrida como um hábito regular que traz o prazer e o bem-estar, que permite obter os benefícios proporcionados.

Em busca de informações sobre a técnica correta para correr, me deparei com a forma de "aterrissar" o pé durante a passada da corrida. O uso da parte médio-frontal do pé, **não apoiando o calcanhar, evita que seu movimento seja freado pelo impacto do calcanhar no solo,** evitando a transferência da sobrecarga para as articulações (tornozelo e joelhos), para a musculatura posterior da coxa e para os quadris.

O que você precisa saber, para evitar lesões, é a maneira mais natural e saudável de absorver esse impacto, de acordo com fatores relacionados ao seu movimento durante a corrida, como a força da gravidade.

Muitos corredores amadores iniciam usando o calcanhar, imaginando que o ato de correr assemelha-se ao de andar. Quando andamos aplicamos o movimento completo do pé que é colocar a perna à frente, apoiar o calcanhar e gradativamente apoiar todo o pé. Com o pé todo apoiado, a outra perna está na ponta do pé para poder trazê-la à frente e assim iniciar o ciclo novamente.

A questão não é afirmar o que é certo ou errado, mas a probabilidade desse tipo de entrada do pé no solo, apoiando o calcanhar, pode gerar uma lesão ou, no mínimo, um maior gasto de energia para correr.

Quando o seu pé faz o apoio muito à frente do corpo, característico de quem apoia o calcanhar ao correr, a força de reação do solo incide no sentido oposto ao movimento, ou seja, você freia o movimento. É como se essa força estivesse empurrando você para trás, ao invés de ajudar a ir para a frente.

Enquanto seu corpo faz força para frente, seu pé, a cada toque no solo, faz esse movimento de freio, sobrecarregando os membros inferiores e o quadril.

No caso, não é exatamente o apoio com o calcanhar que é lesivo ou ineficiente em si, e sim o fato desse tipo de pisada ocorrer à frente do corpo, à frente do centro de gravidade.

Por motivos muito parecidos com o da entrada de calcanhar, a pisada na ponta do pé também pode ser lesiva e ineficiente se ocorrer à frente do corpo, como é comum entre corredores amadores.

A entrada com a ponta do pé também implica na frenagem do corpo. Então, correr com o calcanhar ou com a ponta do pé pode ser igualmente lesivo, variando apenas a principal região atingida. Nesse caso, os ossos do metatarso, aqueles dos dedos dos pés.

Considerando o aspecto técnico, no quesito eficiência, podemos dizer que a entrada do pé no solo mais recomendada seria a entrada com o médio-pé, a parte médio-frontal. Nesse caso, a passada ocorre mais alinhada ao centro de gravidade, o que faz seu corpo absorver melhor o impacto.

É importante esclarecer que correr utilizando a parte médio-frontal pode forçar o seu joelho, mas isso somente irá ocorrer caso a sua entrada do pé esteja acontecendo à frente do seu centro de gravidade. Por isso, o ideal é aterrissar o pé embaixo do corpo, utilizando passadas mais curtas ao invés de abrir a passada exageradamente, que leva a aterrissar o pé à frente do corpo.

Quando você entra com o médio-pé à frente do corpo, o vetor contrário de força (que vem do solo) vai direto para o joelho, pois não tem nenhum músculo ou articulação trabalhando para absorver o impacto.

Só pelo simples fato de aterrissar abaixo do seu corpo, com a flexão do joelho, você já aciona as musculaturas corretas, evitando o impacto lesivo sobre tornozelo e joelho.

Se o pé entra alinhado ao corpo e com a postura ligeiramente inclinada à frente, a força de reação do solo não irá mais contra o movimento, passando, inclusive, a ser utilizada a favor da sua corrida. Assim, você aproveita o contato do solo para impulsionar a sua corrida, economizando energia para correr com menos desgaste.

Elevação dos joelhos

O 2.º fundamento é a elevação dos joelhos durante a corrida.

Há muitos exercícios educativos para melhorar a percepção da elevação do joelho.

Procure um profissional, um educador físico, que o oriente para conhecer quais exercícios podem auxiliá-lo.

Um movimento interessante de realizar, enquanto corre, é imaginar que está em um pedalinho ou pedalando uma bicicleta e nas mãos possui uma manivela para realizar um movimento cíclico. Coordenando braços e pernas, visualize que faz um movimento cíclico perfeito com os braços, como se estivesse movimentando uma manivela, girando-a para erguer um balde do poço, ao mesmo tempo que realiza as passadas com o joelho elevado como se estivesse pedalando.

Para quem pedala fica mais claro visualizar e implementar o movimento correto e coordenado, mas se você não costuma andar de bicicleta o simples fato de observar a movimentação das pernas realizado por quem pedala já permite que faça correlação com a elevação dos joelhos na corrida.

Uma avaliação biomecânica é outra forma de obter percepção sobre a elevação dos joelhos. Mas por mais que tenhamos equipamentos e testes que avaliem a pisada, a angulação das pernas, braços e tronco, o resultado é mais abstrato, pois cada vez que corre não há como replicar os resultados da avaliação, por isso, a importância de desenvolver a atenção durante a prática da corrida voltado para a percepção do esforço e da técnica.

Posição dos braços e mãos

Os braços e até mesmo as mãos têm uma função muito importante, mas pouco explorada, durante a corrida. Esse é o 3.º fundamento.

Conforme visto anteriormente, o movimento cíclico dos braços auxilia na elevação dos joelhos ao realizar a coordenação entre braços e pernas.

Explorar o uso das mãos e braços é importante.

Iniciando pelas mãos, compartilho a experiência de ter participado de um *training camp*.

Training Camp são encontros organizados, normalmente, por treinadores, atletas profissionais ou ex-atletas profissionais, para compartilhar conhecimento ao vivo, na prática, de uma forma mais imersiva. Cada participante ouve a explicação e, na sequência, a aplica para ser avaliado.

Em 2012, tive a oportunidade de participar de um *training camp* com o triatleta profissional Ezequiel Moralez, campeão do IRONMAN® Brasil daquele ano. Foram muitos aprendizados, mas um em especial me chamou a atenção. Foi a forma como ele orientou a fechar a mão durante a corrida, posicionando o polegar sobre o indicador. Ele também orientou a deixar a mão firme em um ponto confortável, evitando deixá-la solta, mas também não pressioná-la, para evitar contração do antebraço.

Muitos correm com as mãos muito relaxadas e os braços soltos, desperdiçando energia e não permitindo a coordenação adequada com as pernas. Também há pessoas que deixam a mão aberta, contraindo muito o antebraço. A mão aberta é uma característica de velocistas que utilizam essa técnica para impor mais força no movimento e reduzir a área em contato com o ar nas provas em que milésimos de segundos são preciosos.

A maneira como Ezequiel Moralez ensinou a manter a mão auxilia no movimento do braço. O braço precisa realizar um movimento pendular conjugado com uma leve inclinação do tronco para frente, o que auxilia na projeção do movimento que, ao ser coordenado com o uso da parte médio-frontal dos pés e a elevação dos joelhos, impulsiona o corpo. Assim, o movimento de correr é para frente e não para cima.

Realize exercícios educativos para melhorar a percepção dessa coordenação de pernas e braços. Cinco a dez minutos de exercícios educativos, antes de iniciar seu treino de corrida, serão fundamentais para quem está iniciando ou ainda não está confortável com o ato de correr.

Ao executar o exercício, visualize um movimento cíclico perfeito com os braços ao mesmo tempo que realiza as passadas. Preste atenção no movimento do braço à frente coordenado com o joelho da perna oposta no alto. Outro ponto de atenção é manter os braços juntos ao corpo, não abrindo-os lateralmente e não cruzando-os em frente ao corpo, para que evite o desequilíbrio do movimento.

Os braços não podem ficar soltos, pois levarão intuitivamente a concentrar o peso do corpo nas pernas, prejudicando o movimento. Braços firmes, mas não tensionados, auxiliam na elevação do tronco e dos ombros, ajudando a manter o centro de gravidade na região abdominal.

Tronco

O 4.° fundamento envolve o tronco, mais especificamente o quadril, o abdômen e os ombros. Uma técnica correta envolve essas partes no conjunto corporal que compõe a corrida.

Elevando o quadril e os ombros, trazendo o centro de gravidade do corpo para a região abdominal, fará com que retire o peso das pernas, tornando o movimento mais leve.

Perceba que ao concentrar seu movimento somente do quadril para baixo, ou seja, focando apenas nas pernas e pés, você estará gastando mais energia e perdendo a eficiência do movimento, pois descarrega o peso do corpo sobre as pernas.

Ao longo da trajetória de treinos e provas fui percebendo a importância de tirar a atenção dos membros inferiores e trazer a atenção para a parte superior do corpo, elevando o quadril e os ombros ao realizar o movimento pendular mais amplo dos braços.

Uma expressão que gosto é "correr com os braços". É uma metáfora que indica a importância que os membros superiores têm no conjunto corporal da corrida.

Durante a corrida, experimente prestar atenção nesse aspecto. Eleve os quadris e os ombros, perceba que está retirando o peso das pernas, tornando sua passada mais leve.

Uma observação importante é não erguer os ombros em direção a cabeça. Mantenha-os alinhados como se houvesse uma linha reta unindo as extremidades dos seus ombros.

Você pode encontrar dificuldade caso sua região abdominal e lombar não esteja bem fortalecida, mas com exercícios simples de fortalecimento, indicados por um profissional de educação física, perceberá, ao longo do tempo, a evolução, conseguindo manter a técnica de forma mais constante.

Postura

Novamente enfatizo que a orientação de um profissional é recomendada, mas é você quem define seus limites de movimento na corrida quando passa a mensagem para o cérebro sobre a forma correta de coordenar a pisada no solo, o movimento do joelho, dos braços e a elevação do tronco, conjugada com a inclinação dele.

É um processo de mostrar para o cérebro como fazer, passar pelos estágios de aprendizado até chegar em um nível de competência inconsciente, na qual poderá realizar o movimento sem pensar – o estágio de "automatização" –, para que possa se concentrar apenas no esforço necessário para correr maiores distâncias e mais rápido.

A postura, como 5.º fundamento, é o conjunto dos quatro fundamentos anteriores. Ao aplicá-los corretamente, você perceberá que estará mantendo uma postura firme, com os braços próximos ao corpo sem balançar o tronco. Assim, poupando energia, controlando esforços e prevenindo lesões.

Na Figura 3 a seguir, estão identificados os fundamentos, servindo de exemplo para melhor visualização.

À direita, o triatleta profissional Patrick Lange, bicampeão mundial de IRONMAN® (2017 e 2018) durante a prova em 2017. Ele é o detentor do recorde na maratona no circuito mundial de IRONMAN®. À esquerda, uma foto minha, tirada por minha esposa, durante a participação no *Triathlon* Internacional de Santos em 2018.

Figura 3 – Análise dos fundamentos

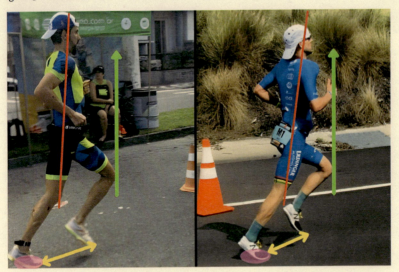

Fonte: acervo pessoal

Linha vermelha – tronco levemente inclinado, projetando o corpo para frente.

Linha Verde – joelho, quadril e ombros elevados.

Linha Amarela – passada curta, possibilitando aterrissar o pé abaixo do tronco.

Elipse Magenta – apoio com a parte médio-frontal do pé, evitando frear o movimento com o calcanhar.

TIPOS DE PISADA

Se você gastar muito tempo pensando sobre uma coisa, você nunca irá fazê-la.

(Bruce Lee)

Identificar sua pisada é muito importante. Seu tipo de pisada será o ponto de partida para a compra do tênis que será utilizado para a prática da corrida.

Você já sabe que o movimento da corrida tem características diferentes do movimento de andar/caminhar.

Para caminhar, pode utilizar diversos tipos de calçados. Um chinelo, uma sandália, um sapato social ou um tênis, que possuem muitos modelos e finalidades.

Para a corrida, a opção é utilizar um tênis apropriado, com características de "corrigir" sua pisada, evitando lesões, e deixando a prática mais confortável.

Tenha em mente que o tênis é um acessório auxiliar. O principal é aprender e aplicar a técnica correta de corrida, pois como já foi mencionado, ao correr com a técnica, a depender da distância, você poderá abrir mão de um tênis com mais amortecimento e passar a utilizar um tênis mais leve.

Afinal, quais são os tipos de pisada?

Neutra

A pisada neutra é uma pisada equilibrada, sem rotação, alinhada ao eixo longitudinal do pé. Associa-se a essa pisada um arco do pé normal.

Se ao caminhar o seu calcanhar toca o chão no ponto central e ao terminar sua passada a ponta do seu pé permanece alinhado ao ponto central, praticamente concluindo o movimento com toda a parte frontal do pé tocando o chão, sua pisada é neutra.

Figura 4 – Pisada neutra

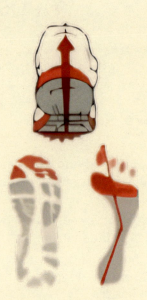

Fonte: Fitpostural[13]

Pronada

A pisada pronada é uma pisada na qual o apoio inicia na parte externa do calcanhar, ocorrendo a rotação voltada para dentro do pé, terminando na parte interna do pé, na altura do dedão. Associa-se essa pisada com um arco plano ou chato.

Diferente da pisada neutra que permanece alinhada ao eixo longitudinal do pé, a pisada pronada tem uma característica diagonal.

Ao dar o passo, o seu calcanhar toca o chão com a parte de fora, ou seja, com a parte externa do seu pé, e gradualmente, conforme o movimento do pé continua, ele vai rotacionando para dentro concluindo o movimento no ponto diagonalmente oposto, ou seja, na parte de dentro do pé, próximo ao dedão.

A pisada pronada pode ser caracterizada como severa se o calcanhar tocar o chão na extremidade mais externa, ao iniciar o movimento, e na parte mais interna, praticamente na lateral do dedão, ao concluir o movimento.

[13] FITPOSTURAL, 2020. Disponível em: https://www.facebook.com/fitposturall/. Acesso em: 3 set. 2022.

Figura 5 – Pisada pronada

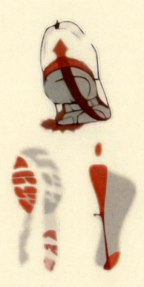

Fonte: Fitpostural[14]

Supinada

A pisada supinada tem por característica uma rotação ocorrendo em toda a parte externa do pé. Inicia na parte externa do calcanhar e finaliza na parte externa do pé, na altura do dedo médio para o dedinho. A esse tipo de pisada está associado o arco cavo ou côncavo.

Nesse tipo de pisada é curioso observar o comportamento do calçado quando a pessoa com pisada supinada caminha.

Pela característica de forçar todo o lado externo do pé, o calçado se movimenta para dentro, pois o pé, ao "tombar" todo para o lado externo durante o movimento de caminhar, faz uma força contrária no calçado, empurrando-o para a parte interna, jogando-o em direção ao outro pé.

---

[14] FITPOSTURAL, 2020. Disponível em: https://www.facebook.com/fitposturall/. Acesso em: 3 set. 2022.

Figura 6 – Pisada supinada

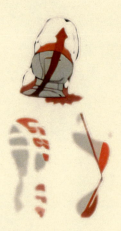

Fonte: Fitpostural[15]

É muito importante utilizar o tênis adequado para a sua pisada.

Nesse quesito, os solados de algumas marcas e modelos podem dar um indício para qual tipo de pisada são indicados.

Veja os exemplos a seguir.

Figura 7 – Solados de tênis

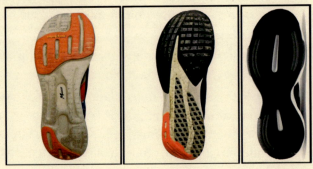

Fonte: acervo pessoal

---

[15] FITPOSTURAL, 2020. Disponível em: https://www.facebook.com/fitposturall/. Acesso em: 3 set. 2022.

O primeiro modelo, da esquerda, é um tênis indicado para pisada pronada. O desenho da sola possui uma borracha especial na parte externa do calcanhar e na extremidade direita da parte frontal, respeitando a rotação do pé.

O modelo central é um tênis indicado para pisada neutra e pronação leve. Possui uma borracha de coloração laranja na extremidade externa do calcanhar, mas destaca-se pelo solado mais reforçado na parte médio-frontal, indicando que é mais recomendado para pisada neutra.

O tênis da direita é um modelo para pisada supinada, mas também pode ser utilizado por pessoas com pisada neutra. Veja que na parte externa do calçado tem um reforço no calcanhar, e na parte frontal, ambas na cor cinza. O reforço também aparece na parte frontal interna, o que indica que atende pisada neutra também.

Uma dica é observar o solado antes da compra. Essa não é uma regra, sendo o mais indicado procurar nas especificações do modelo do tênis para qual tipo de pisada é indicado.

Outra dica é procurar um fisioterapeuta para realizar a avaliação da sua pisada, principalmente caso tenha dificuldades de identificar sua pisada e adquirir os modelos de tênis adequados para a sua necessidade.

Inclusive, o fisioterapeuta poderá indicar a necessidade de uso de uma palmilha.

Não compre palmilha pronta ou por indicações de conhecidos. Cada pé tem suas particularidades e somente uma avaliação profissional poderá indicar a necessidade de uso de uma palmilha que será confeccionada especificamente para você.

BENEFÍCIOS DA CORRIDA

Seja a mudança que você quer ver no mundo.

(Mahatma Gandhi)

A corrida proporciona inúmeros benefícios, mas muitos não são imediatos.

Toda mudança causa dor, seja ela física ou emocional. Talvez dor seja uma palavra muito forte, mas o desconforto de realizar algo novo, que desafia limites físicos e mentais, estará presente no início. É preciso superá-los.

Antes de listar alguns benefícios que você pode adquirir com a prática regular da corrida, destaco duas frases de corredores que se mantiveram ativos por muitos anos.

O primeiro é Émil Zatopek (1922–2000), que venceu em uma única edição olímpica (1952) as provas de 5.000m, 10.000m e a Maratona. Até hoje é o único atleta que realizou tal feito. Ele é detentor de diversas frases, entre as quais destaca-se esta: "É nas fronteiras da dor e do sofrimento que os homens se diferenciam dos meninos"[16].

O segundo é Jack Kirk (1906–2007), que participou 67 vezes consecutivas da DipSea Race, uma corrida por trilhas nas montanhas da Califórnia. A prova é realizada desde 1905 e na sua última participação Jack Kirk estava com 96 anos de idade. Uma de suas frases é a própria personificação: "Ninguém para de correr porque envelheceu, apenas envelhece porque parou de correr"[17].

Émil Zatopek, Jack Kirk e muitos outros profissionais e amadores se beneficiam ou beneficiaram da prática da corrida.

---

[16] FRASES de Emil Zatopek. **Frases Famosas**, 2022. Disponível em https://www.frasesfamosas.com.br/frases-de/emil-zatopek/. Acesso em: set. 2022.

[17] FRASES de corrida. **Eu Corredor de Rua**, 2022. Disponível em https://www.eucorredorderua.com.br/frases-corrida/. Acesso em: set. 2022.

Alguns destes benefícios são:

Um dos melhores exercícios para o coração

Os benefícios da corrida para o coração já foram cientificamente comprovados. De acordo com um estudo divulgado pelo *Oklahoma Heart Institut*[18], correr de cinco a dez minutos por dia, conciliando com a caminhada, caso não consiga correr pelo menos 30 minutos, já são suficientes para diminuir muito o risco de doenças cardiovasculares.

Isso ocorre porque todas as vezes que corremos há um aumento da frequência cardíaca, o que fortalece o coração.

Esse é um benefício que pode ajudar muitas pessoas com hipertensão, diabetes, colesterol alto ou taquicardia, pessoas sedentárias ou acima do peso que às vezes sentem o coração bater mais rápido sem razão, e até mesmo pessoas com problemas cardíacos.

Nesses casos, contudo, **é necessário consultar um cardiologista** para receber as orientações necessárias para fazer a atividade.

A recomendação de usar a corrida para tratar essas doenças deve ser prescrita por um cardiologista, sempre!!!

Por ser uma atividade aeróbica, a corrida melhora a capacidade cardíaca. O coração, afinal, é um músculo que, como os demais, precisa de estímulo para se fortalecer. Corredores experientes possuem um coração mais saudável porque o órgão se esforça mais para bombear sangue durante a atividade.

Durante o repouso, a frequência cardíaca é mais baixa, pois o coração não precisa trabalhar tanto para transportar o sangue ao restante do corpo. A falta de atividades cardiorrespiratórias tem o efeito contrário. O coração bate mais rápido em repouso, podendo aumentar o risco de doenças cardiovasculares.

---

[18] RUNNING 5 to 10 Minutes a Day Could Extend Life Study Says. **Oklahoma Heart Institute**, 2014. Disponível em: https://www.oklahomaheart.com/blog/running-5-10-minutes-day-could-extend-life--study-says. Acesso em: 27 mar. 2024.

Melhora a resistência física

A boa resistência física, que é a capacidade de se exercitar por mais tempo sem cansar, depende da nossa função cardiorrespiratória, ou seja, a aptidão do coração para bombear oxigênio de forma eficiente, forte e contínua para todos os músculos do corpo.

Os exercícios aeróbicos, como a corrida, ajudam a melhorar esse processo, pois eles fazem com que os músculos consumam mais oxigênio.

Nesse sentido, os corredores de longa distância tendem a ter um consumo de oxigênio três vezes mais eficiente do que as pessoas sedentárias.

Fortalece as articulações dos joelhos e os ossos

Correr fortalece os músculos e as articulações. Pesquisas já comprovaram que esse exercício ajuda a aumentar a produção de massa óssea e a prevenir a perda óssea relacionada à idade.

De acordo com um estudo publicado pela revista *Medicine & Science in Sports & Exercise*[19], que analisou mais de 70 mil corredores e pessoas que faziam caminhadas leves, quem tem o hábito de correr tem 50% menos chances de desenvolver problemas no joelho.

Lembrando que a orientação de um profissional, a aplicação da técnica correta, o uso do tênis adequado e exercícios de fortalecimento são pontos que auxiliam para evitar lesões e minimizar os impactos causados pelo movimento da corrida.

Além disso, ao correr, há um fortalecimento maior dos ossos, da cartilagem e dos músculos que sustentam o joelho.

---

[19] WILLIAMS, Paul T. Effects of Running and Walking on Osteoarthritis and Hip Replacement Risk. **Medicine & Science in Sports & Exercise**, v. 45, n. 7, p. 1292-1297, 2013. Disponível em: http://journals.lww.com/acsm-msse/Fulltext/2013/07000/Effects_of_Running_and_Walking_on_Osteoarthritis.10.aspx. Acesso em: 27 mar. 2024.

Ajuda a emagrecer e a definir os músculos

Correr regularmente queima calorias tanto durante o período que se pratica o exercício quanto depois. Isso acontece porque o organismo consome muito oxigênio durante essa atividade física. E o melhor é que esse efeito ocorre mesmo em corridas mais lentas.

Correr requer uma grande quantidade de combustível (calorias). Se a corrida for feita em terreno íngreme, que exige mais esforço, a queima pode ser ainda maior.

Além disso, a corrida ajuda a definir todos os músculos das pernas (internos e externos), coxas, panturrilha e até os glúteos.

Afasta o cansaço

Pode parecer contraditório já que você faz mais esforço físico. Logo, ficará mais cansado e precisará descansar mais. Mas a verdade é que corredores cansam menos.

Novamente, os hormônios da felicidade são os maiores responsáveis por isso. Além do bom humor, soltam uma bomba de energia no corpo, capaz de torná-lo produtivo por muito mais tempo.

Outro motivo é uma frequência cardíaca melhor, aproximadamente a uma média de 60 BPM em repouso. Pessoas sedentárias precisam de mais batimentos cardíacos para o sangue circular. Assim, o organismo trabalha mais e a fadiga se torna uma constante na vida dos sedentários.

Há outros fatores também presentes devido a um estilo de vida sem a prática regular de exercícios, que colaboram para a sensação de estar sempre cansado. Uma maior produção de melatonina, o hormônio do sono, é um deles.

Sensação de maior felicidade e alívio do estresse

Correr ajuda a melhorar o humor, já que durante essa atividade são liberados hormônios como a dopamina, a serotonina, a endorfina e até mesmo a ocitocina, responsáveis pela sensação de bem-estar e prazer.

Uma simples caminhada, durante 30 minutos em uma esteira, pode melhorar o humor de alguém que sofre de depressão.

Além disso, estudos também têm mostrado que a corrida ainda protege contra ansiedade e depressão e pode ajudar as pessoas a lidarem melhor com o estresse.

O hábito de correr também ajuda a combater esse mal no dia a dia, já que prolonga o bem-estar. A equação é simples: quanto mais você correr, mais facilmente seu corpo se acostumará com as sensações boas e conseguirá "guardá-las". Logo, enfrentar o estresse se tornará mais fácil.

O cérebro trabalha melhor

Cientistas descobriram que a proteína que controla o uso de energia no organismo também age na formação da memória e nos processos de aprendizagem. A corrida pode estimular a liberação dessa substância.

Correr também ajuda a evitar o declínio mental relacionado à idade, pois segundo um estudo do hospital *Johns Hopkins*[20], essa atividade fortalece as artérias que transportam sangue e oxigênio para o cérebro, evitando assim que as funções desse órgão sejam prejudicadas.

Sendo assim, correr ajuda a preservar a memória e a melhorar o processo de aprendizagem.

---

[20] LINDEN, David J. The Truth Behind 'Runner's High' and Other Mental Benefits of Running. **Johns Hopkins Medicine**, [20--?]. Disponível em: https://www.hopkinsmedicine.org/health/wellness-and-prevention/the-truth-behind-runners-high-and-other-mental-benefits-of-running. Acesso em: 27 mar. 2024.

Reduz os sintomas da ansiedade

Pessoas ansiosas devem praticar alguma atividade física. Correr é uma das melhores alternativas para ajudá-las a cuidar da saúde mental!

Afinal, você já sabe que a corrida acalma a mente, produz hormônios bons e reduz o estresse.

Como a ansiedade cresce com pensamentos caóticos e mau humor, faz sentido querer tirar o tênis do armário e começar a correr, certo?

Uma dica para os ansiosos é começar a atividade de forma solitária. Atualmente, existem muitos grupos de corredores na internet. Porém, o compromisso de encontrá-los e acompanhar o ritmo de pessoas mais experientes pode acabar estimulando a ansiedade, fazendo com que desista.

Por isso, comece no seu próprio ritmo em um local agradável e, quando estiver confiante em suas próprias habilidades, procure grupos com o mesmo propósito para se manter motivado.

Aumenta a autoconfiança

De uma hora para a outra, quem começa a correr percebe não apenas uma melhora no desempenho físico, mas na autoestima e autoconfiança. Além das questões biológicas, à medida que você melhora em um *hobby* ou atividade, adquire também segurança em si mesmo.

Os resultados do ganho de experiência sempre são grandes motivadores. Eles alimentam a vontade de querer correr mais longe ou mais rápido ou por mais tempo.

A autoconfiança conquistada por meio da corrida logo se espalha para outras áreas de sua vida. É provável que as pessoas à sua volta comecem a notar a mudança e mais oportunidades surjam no seu caminho.

Desperta a criatividade e a produtividade

Você já ouviu o conselho para dar uma caminhada e espairecer quando se encontrou diante de um problema aparentemente sem solução?

Quando corre, além de mudar o foco das pendências e ser capaz de enxergar detalhes que passaram despercebidos à primeira vista, você se enche de energia para produzir.

Maior disposição significa maior produtividade no trabalho, bem como em projetos pessoais. É assim que pessoas fisicamente ativas conseguem espremer dezenas de compromissos em suas agendas lotadas nos horários antes e depois das obrigações.

Melhora a concentração

A corrida é uma atividade que exige foco e determinação para superar os obstáculos do sedentarismo e a fadiga. Além disso, quando você se dispõe a percorrer um trajeto, especialmente ao ar livre, precisa se concentrar nos seus movimentos para não trombar com ninguém. Parece piada, mas a depender do local onde corre, isso passa a ser questão de segurança.

O resultado desses esforços quase involuntários é uma melhora na concentração na vida diária. Seu cérebro fica treinado a enxergar o cenário mais abrangente em vez de apenas considerar os pontos pequenos e negativos, além de melhor administrar as suas emoções para superar desafios.

Acalma a mente

Já reparou que quando você pensa demais seus músculos ficam tensos e o coração mais acelerado?

No fim do dia, pode até ter enxaqueca devido aos pensamentos acelerados.

A corrida tem um poder meditativo.

Ao entender que é possível se concentrar a ponto da sua percepção ficar voltada toda para o momento da sua corrida, você aproveita esse benefício da corrida meditativa.

A falta de atenção no momento presente é algo constante na nossa rotina. Dificilmente estamos 100% atentos às tarefas que estamos executando ou ao que alguém está falando.

Parte dessa culpa é dos muitos estímulos que recebemos no dia a dia por estarmos sempre voltados para os aparelhos que nos cercam, seja o celular, o tablet, o computador, a televisão e até os aparelhos de mídia que hoje se espalham por estabelecimentos comerciais e elevadores.

Estudos apontam que nossa mente está dispersa e distraída em nossos pensamentos durante praticamente a metade do tempo. Ou seja, é como se metade da vida estivéssemos pensando no passado e no futuro, e deixando de lado o presente.

Não estar com a mente tranquila pode afetar não só a vida pessoal, mas também profissional. Por isso, cada vez mais empresas investem em um *employee experience*[21] completo, com ações que cuidam da saúde mental dos colaboradores.

Além disso, essa falta de foco pode causar outros sintomas e problemas relacionados ao bem-estar, como a ansiedade e o estresse, além de prejudicar a nossa felicidade com as conquistas e momentos presentes.

O **Mindfulness**, ou a atenção plena, é a prática de se estar no momento presente da maneira mais consciente possível. Ou seja, focar sua atenção em cada movimento, situação, respiração. É você deixar de lado as distrações, os pensamentos externos e os sentimentos anteriores, para intencionalmente sentir, ouvir e viver plenamente a situação presente.

Correr tem a capacidade de relaxar tanto o corpo quanto a mente. Em parte, essa sensação de calmaria que tende a se manifestar logo após a atividade física está ligada aos hormônios da felicidade liberados no cérebro.

---

[21] Conceito que contempla o que os funcionários pensam, sentem e percebem em relação à empresa.

No entanto, o fato de você se desligar do mundo por um tempo, focando toda a atenção na corrida, também contribui para um estado mental mais tranquilo.

Melhora o sono

Além dos benefícios da corrida para o corpo, outro benefício de correr é a melhora do sono. Alguns estudos revelaram que ao treinar pela manhã você dorme mais facilmente à noite. Além disso, também melhora a qualidade e a quantidade do descanso noturno.

Quem corre pouco mais de 2 horas por semana dorme melhor e se sente mais alerta durante o dia. Embora pela manhã seja melhor, ao contrário do que muitos pensam, correr por cerca de 30 minutos no início da noite não vai prejudicar seu sono e pode até mesmo reduzir a fome.

Reduz o risco de diabetes

A prática regular da corrida ajuda a manter um peso saudável e, consequentemente, pode ajudar a reduzir o risco de chance de desenvolver diabetes tipo 2 em até 50%. É um ótimo benefício da corrida para espalhar para todo mundo, não é mesmo?

Além disso, a maior parte da vitamina D que o nosso corpo obtém é por meio da exposição ao sol. Atualmente, como temos ficado mais tempo em locais fechados, seja em casa, no escritório e shopping centers, estamos menos expostos à luz solar, o que tem prejudicado nossos níveis de vitamina D.

Se você sair apenas para correr ao ar livre alguns minutos por dia, isso pode ajudar a aumentar seus níveis de vitamina D para evitar a depressão, prevenir o diabetes tipo 2 e fortalecer seus ossos.

Diminui o risco de câncer

No artigo publicado em 2009[22], cientistas finlandeses estudaram a saúde de um grupo de 2.560 homens de meia idade ao longo de 17 anos e descobriram que os homens fisicamente ativos eram menos propensos a desenvolver câncer. Até esse ponto não há surpresa.

No entanto, eles também descobriram que aqueles que praticavam corrida estavam ainda mais protegidos contra a doença e ainda tinham 50% menos chances de morrer de qualquer tipo de câncer.

Um estudo do Instituto Nacional do Câncer[23] indica que 13% dos casos, equivalente a 8 mil ocorrências, poderiam ser evitadas com a prática regular dos exercícios físicos.

Em outro estudo, publicado na revista Galileu[24], conclui-se que 28% das mortes causadas por câncer podem ser reduzidas pela prática regular de atividades aeróbicas como a corrida, o ciclismo e a natação.

---

[22] LAUKKANEN J. A.; RAURAMAA R.; Mäkikallio T. H.; TORIOLA A. T.; KURL S.; Intensity of leisure-time physical activity and the cancer mortality in men; **British Journal of Sports Medicine**. Disponível em: https://bjsm.bmj.com/content/45/2/125. Acesso em: 27 mar. 2024.

[23] HÁBITOS saudáveis podem reduzir incidência de câncer de mama em 13% e poupar mais de R$ 100 milhões do SUS. **Instituto Nacional do Câncer – INCA**, 2022. Disponível em: https://www.gov.br/inca/pt-br/assuntos/noticias/2021/habitos-saudaveis-podem-reduzir-incidencia-de-cancer-de-mama-em-13-e-poupar-mais-de-r-100-milhoes-do-sus. Acesso em: 12 set. 2022.

[24] ZIEGLER, Maria Fernanda. Exercícios de força e aeróbicos podem reduzir mortes por câncer em 28%. **Revista Galileu**, 2021. Disponível em: https://revistagalileu.globo.com/Ciencia/Saude/noticia/2021/10/exercicios-de-forca-e-aerobicos-podem-reduzir-mortes-por-cancer-em-28.html. Acesso em: 12 set. 2022.

OS QUATRO "HORMÔNIOS DA FELICIDADE"

Acreditar é essencial, mas ter atitude é o que faz a diferença.

(Autor desconhecido)

Você já foi apresentado aos benefícios proporcionados pela corrida e como eles podem auxiliar em várias atividades da rotina.

Agora você conhecerá cada um dos hormônios vinculados à sensação de prazer, felicidade e bem-estar citados anteriormente.

Os "hormônios da felicidade", ou "hormônios do prazer", são substâncias químicas produzidas pelo cérebro, essenciais para o desempenho de diversas funções físicas e psicológicas, e também estão relacionadas às sensações de motivação, alegria, euforia e ao bem-estar geral.

E quais são esses hormônios?

Ocitocina

Também chamada de "hormônio do abraço" e de "hormônio dos vínculos emocionais", a ocitocina é considerada a líder do "quarteto da felicidade", pois ela é essencial para estimular a produção das outras três substâncias fisiológicas ligadas ao prazer.

Sua liberação começa no parto, segue durante a amamentação, e é fundamental para o desenvolvimento dos relacionamentos, para a construção da confiança e da sensação de segurança, fatores preponderantes para efetivar vínculos emocionais.

Esse hormônio também está diretamente ligado à sobrevivência humana e de alguns animais desde seus primórdios, uma vez que a formação de relações sociais contribui para a criação de laços de afeto e de amizade, que possibilitam o desejo sexual, a reprodução dos seres vivos, a proteção contra predadores e inimigos, e a subsistência das espécies diante das mudanças climáticas e ambientais.

O baixo índice de ocitocina no organismo pode acarretar transtornos como a depressão, a desmotivação, a ansiedade e a rejeição. Um indivíduo, quando excluído ou rejeitado por seu grupo, ou que não participe de interações sociais por longos períodos, está mais sujeito a transtornos físicos e, sobretudo, mentais, que podem resultar em problemas de saúde.

Dopamina

A dopamina é conhecida como o hormônio da recompensa.

Por conta disso, ela atua diretamente nos processos motivacionais e é determinante para o aumento de produtividade, o alcance de metas rápidas e o cumprimento de objetivos de curto prazo.

Quando produzida de forma equilibrada, ela também está associada ao amor, ao bem-estar, à felicidade e ao prazer. Por outro lado, a produção anormal ou deficitária dessa substância é também relacionada a distúrbios psicológicos, como a depressão e a ansiedade, e a doenças mentais, como o Parkinson e a esquizofrenia, e a dependência de drogas.

Serotonina

Essa substância química está diretamente ligada à promoção de sensações de desejo, prazer e felicidade. Porém, a baixa concentração de serotonina no organismo desencadeia sintomas como mau humor, irritabilidade, sonolência, cansaço, falta de memória, de concentração, dificuldades de aprendizado e até inibição sexual.

Em casos mais graves, a insuficiência dessa substância provoca transtornos afetivos, como sentimento de solidão e abandono, responsáveis por suscitar a tristeza e a depressão.

Endorfina

A endorfina é considerada o analgésico biológico, uma espécie de morfina natural, caracterizada por uma breve euforia, que mascara dores físicas, cansaço, sentimentos ruins e aumenta a resistência a eles. O aumento da produção desse hormônio pela glândula hipófise também ajuda a relaxar o corpo e a mente, combatendo o estresse e proporcionado sensações de bem-estar, alegria, conforto e bom humor.

MENSAGEM (REFLEXÃO) FINAL

*Seu tempo é limitado,
então não o gaste vivendo a vida de outra pessoa.*
(Steve Jobs)

*A vulnerabilidade não é uma medida de fraqueza,
mas a melhor definição de coragem.*
(Brené Brown)

As frases de Steve Jobs e Brené Brown acima resumem muito bem como devemos enfrentar a vida e seus desafios.

Interpreto que Steve Jobs estimula ao protagonismo, a tomar decisões próprias que o levarão a esse protagonismo. No mundo, há milhares de pessoas realizando feitos incríveis, uns conhecidos, outros anônimos, que podem servir de exemplo para suas escolhas, mas nunca poderão servir de protótipo, modelo ou padrão, pois cada pessoa tem suas particularidades e essas precisam ser respeitadas.

Quando decide pelo protagonismo, pelo caminho contrário ao "senso comum", vem o receio do julgamento e você é abatido pela vulnerabilidade. É aí que entra a frase de Brené Brown que enfatiza a importância de ser protagonista, sair da zona de conforto, enfrentar o novo com coragem, vencendo o sentimento de vulnerabilidade e julgamento alheio.

Brené Brown é autora das palestras *"The power of vulnerability"* apresentada no TEDx Houston em 2010 e *"The call to courage"*, que estreou na Netflix em 2019.

Voltando para a importância de encarar a mudança, de estabelecer um compromisso e tornar disso um hábito, vou apresentar uma comparação por mim pensada no período que trabalhei embarcado em uma plataforma, rodeado de motores, bombas, compressores e turbogeradores.

Imagine uma máquina. Para ficar mais claro e fácil de entender, um carro.

Para que esse carro funcione você precisa "alimentá-lo" com combustível, preferencialmente de boa qualidade para que o motor não falhe.

Será preciso trocar regularmente o óleo, para que não forme uma borra, evitando que o motor trave.

Trocar o fluido de freio para evitar um acidente por falha desse sistema.

Verificar e, se necessário, completar ou limpar o radiador, que é responsável pelo sistema de refrigeração desse carro.

É preciso calibrar os pneus e realizar periodicamente balanceamento e geometria das rodas, se você quiser manter os amortecedores íntegros.

Percebe o cuidado necessário com esse carro para que exerça a função para a qual foi projetado e montado?

A função de permitir que você se desloque da sua casa para o trabalho, para uma visita a um cliente ou mesmo para a viagem de férias com a família. E, principalmente, para tê-lo disponível em uma situação de emergência.

Caso você não tenha a preocupação de realizar as manutenções preventivas mencionadas, esse carro o deixará a pé, poderá ser um empecilho para uma situação emergencial ou até mesmo será a causa de um acidente.

E se esse carro for você?

Como você está cuidando do seu motor (coração), do seu ECM – módulo eletrônico (cérebro) de controle do motor, do seu sistema de suspensão (articulações e músculos)?

Qual o tipo de combustível (alimentação) que está utilizando?

O seu óleo (colesterol) está em formato de "borra"?

O acompanhamento do sistema de refrigeração (hidratação) está adequado, repondo a água para se manter hidratado?

Está mantendo seu sistema (órgãos como rim e fígado) limpo para eliminar as toxinas e metabolizar gordura?

Os tipos de fluidos (líquidos) que reabastecem você são livres de contaminantes garantindo o correto funcionamento do conjunto de peças (organismo)?

A manutenção preventiva (sua visita ao médico, realização de exames e prática de exercícios físicos) está seguindo o manual de garantia ou já perdeu a garantia (saúde precária) por não respeitar o manual?

Afinal, está buscando o autocuidado para que você mantenha sua autonomia e para que sua família possa continuar usufruindo da função (de melhorar como pessoa e apoiar o próximo) para a qual você foi "projetado e montado"?

Deseja uma vida com mais foco, energia e longevidade?

Conte comigo para tornar a prática da corrida um hábito e perceber o poder da transformação.

Como pôde observar em todas as páginas: correr transforma o cérebro e o coração...

Muito obrigado por se permitir percorrer a jornada pela busca da qualidade de vida. Vamos levar esta semente para muitas pessoas.

Seja a fonte do estímulo para seus familiares e amigos.

Grande abraço,

André.

REFERÊNCIAS

BASSETTE, Fernanda. Incluir exercícios de força no treino aeróbico reduz em 30% o risco de morte. **Revista Galileu**, 2024. Disponível em: https://revistagalileu.globo.com/saude/noticia/2024/03/incluir-exercicios-de-forca-no-treino-aerobico-reduz-em-30percent-risco-de-morte.ghtml. Acesso em: 27 mar. 2024.

BENEFÍCIOS da corrida para a saúde mental e física. **Vittude**, 2020. Disponível em: https://www.vittude.com/blog/beneficios-da-corrida/. Acesso em: 20 ago. 2022.

BENEFÍCIOS da corrida para saúde e boa forma. **Mundo Boa Forma**, 2021. Disponível em: https://www.mundoboaforma.com.br/beneficios-da-corrida/. Acesso em: 20 ago. 2022.

BURCH, Vidyamala. **Viva bem com a dor e a doença**. São Paulo: Grupo Summus Editorial, 2011.

CIRCUITO DO AÇO: mercado de corrida de rua cresce e atrai cada vez mais pessoas. **FOLHA VITÓRIA**, 2019. Disponível em: https://www.folhavitoria.com.br/esportes/noticia/05/2019/mercado-de-corrida-de-rua-cresce-e-atrai-cada-vez-mais-pessoas. Acesso em: 22 mar. 2024.

CORRER com calcanhar, médio-pé ou ponta do pé? Mitos e diferenças! **Corrida Perfeita**, [20--?]. Disponível em: https://corridaperfeita.com/correr-com-calcanhar-2/. Acesso em: 1 set. 2022.

FRASES. **Pensador**, 2022. Disponível em: https://www.pensador.com/frases/. Acesso em: ago. 2022.

FRASES de Emil Zatopek. **Frases Famosas**, 2022. Disponível em: https://www.frasesfamosas.com.br/frases-de-emil-zatopek/. Acesso em: set. 2022.

FRASES de corrida. **Eu Corredor De Rua**, 2022. Disponível em: https://www.eucorredorderua.com.br/frases-corrida/. Acesso em: set. 2022.

GRACIE, Rorion. **A Dieta Gracie**: O Segredo dos Campeões. Rio de Janeiro: Gracie Publications, 2022.

HÁBITOS saudáveis podem reduzir incidência de câncer de mama em 13% e poupar mais de R$100 milhões do SUS. **Instituto Nacional do Câncer – INCA**, 2022. Disponível em: https://www.gov.br/inca/pt-br/assuntos/noticias/2021/habitos-saudaveis-podem-reduzir-incidencia-de-cancer-de-mama-em-13-e-poupar-mais-de-r-100-milhoes-do-sus. Acesso em: 12 set. 2022.

HORMÔNIOS da Felicidade. **Unimed**, 2019. Disponível em: https://www.unimed.coop.br/viver-bem/saude-em-pauta/os-hormonios-da-felicidade. Acesso em: 15 set. 2022.

KELLER, Gary; PAPASAN, Jay. **A Única Coisa**. Rio de Janeiro: Sextante, 2021.

LACKE, Susan. Tim O'Donnell Reveals He Suffered Heart Attack During Challenge Miami. **Triathlete**, 2021. Disponível em: https://www.triathlete.com/culture/news/tim-odonnell-reveals-he-suffered-heart-attack-during-challenge-miami/. Acesso em: 11 set. 2022.

LAUKKANEN J. A.; RAURAMAA R.; Mäkikallio T. H.; TORIOLA A. T.; KURL S.; Intensity of leisure-time physical activity and the cancer mortality in men; **British Journal of Sports Medicine**. Disponível em: https://bjsm.bmj.com/content/45/2/125. Acesso em: 27 mar. 2024.

LINDEN, David J. The Truth Behind 'Runner's High' and Other Mental Benefits of Running. **Johns Hopkins Medicine**, [20--?]. Disponível em: https://www.hopkinsmedicine.org/health/wellness-and-prevention/the-truth-behind-runners-high-and-other-mental-benefits-of-running. Acesso em: 27 mar. 2024.

MEDICINA do Estilo de Vida (MEV): o que é e para que serve. **Hilab**, 2021. Disponível em https://hilab.com.br/blog/medicina-estilo-vida/. Acesso em: 20 ago. 2022.

MINDFULNESS: saiba o que é e como aplicar em seu dia-a-dia. **Zenklub**, 2021. Disponível em: https://zenklub.com.br/blog/saude-bem-estar/mindfulness/. Acesso em: 15 set. 2022.

O MÉTODO. **Ironguides**, 2020. Disponível em: https://www.ironguides.com.br/the-method/. Acesso em: 30 set. 2022.

QUAIS os benefícios da corrida. Saiba porque você precisa começar a correr. **Kamel Turismo**, 2021. Disponível em: https://kamelturismo.com.br/beneficios-corrida/. Acesso em: 20 ago. 2022.

QUAL seu tipo de pisada?. **Fitpostural**, 2020. Disponível em: https://www.facebook.com/fitposturall/. Acesso em: 3 set. 2022.

RUNNING 5 to 10 Minutes a Day Could Extend Life Study Says. **Oklahoma Heart Institute**, 2014. Disponível em: https://www.oklahomaheart.com/blog/running-5-10-minutes-day-could-extend-life-study-says. Acesso em: 27 mar. 2024.

SINEK, Simon. **Comece pelo porquê**. Rio de Janeiro: Sextante, 2018.

WILLIAMS, Paul T. Effects of Running and Walking on Osteoarthritis and Hip Replacement Risk. **Medicine & Science in Sports & Exercise**, v. 45, n. 7, p. 1292-1297, 2013. Disponível em: http://journals.lww.com/acsm-msse/Fulltext/2013/07000/Effects_of_Running_and_Walking_on_Osteoarthritis.10.aspx. Acesso em: 27 mar. 2024.

ZIEGLER, Maria Fernanda. Exercícios de força e aeróbicos podem reduzir mortes por câncer em 28%. **Revista Galileu**, 2021. Disponível em: https://revistagalileu.globo.com/Ciencia/Saude/noticia/2021/10/exercicios-de-forca-e-aerobicos-podem-reduzir-mortes-por-cancer-em-28.html. Acesso em: 12 set. 2022.

ZINCZENKO, Davie; SPIKER, Ted. **A Dieta do Abdômen**. Rio de Janeiro: Sextante, 2005.

BÔNUS 1

Alimento *vs.* Produto

> *As pessoas são alimentadas por uma indústria alimentícia que não pensa na saúde, e são tratadas por uma indústria de saúde que não pensa na alimentação.*
>
> (Wendell Berry)

É algo óbvio, depois que é apresentado para você.

A frase "descascar mais, desembalar menos" tem sido cada vez mais mencionada.

Se você já pesquisou a respeito de uma alimentação mais natural, talvez já tenha se deparado com essa frase. Caso ainda não a conheça, saiba que ela pode ser um ponto de partida para uma mudança na maneira que enxerga a alimentação.

Sempre estamos em busca da facilidade, do menor esforço, da praticidade. Essa busca tem pautado o desenvolvimento tecnológico, desenvolvimento esse que busca eliminar o esforço físico. Não precisamos sair da cama para desligar a TV ou as luzes.

Antigamente era preciso levantar-se para desligar a TV, depois esse esforço foi reduzido para esticar o braço e apertar o botão do controle remoto e agora basta um comando de voz.

Desculpe o radicalismo, mas em certo momento estamos nos tornando pessoas "acamadas".

Um exercício rápido, supondo a seguinte situação:

Apresentam a você uma nova tecnologia que ao acordar, ainda deitado na sua cama, você pode colocar sua roupa para lavar, preparar o café, lavar a louça, passar a roupa e outras tarefas rotineiras, somente por meio do comando de voz, sem movimentar uma parte do seu corpo.

Seria algo extraordinário, não seria?

Mas faz sentido isso tudo sendo você uma pessoa que tem plena capacidade de se locomover e realizar tais atividades?

Sei que o exemplo foi radical, mas faz sentido. Esse tipo de tecnologia deve existir para auxiliar pessoas que venham a ter problemas motores, para ter uma vida mais digna, mas não pessoas com plena capacidade motora, fisicamente capazes.

E o que Alimento *vs.* Produto tem a ver com esse exercício?

Aqui, a busca pela facilidade e praticidade tem levado as pessoas a se alimentarem muito mal. Alimentos que antes eram consumidos em sua forma natural começaram a ser industrializados e embalados para facilitar a aquisição e o consumo.

A pipoca, por exemplo, em sua forma natural, que é o milho, tem suas vantagens nutricionais. Ao pegar um pacote de milho no supermercado, preste atenção nos ingredientes, você verá que no pacote tem APENAS MILHO.

Pela praticidade e talvez prazer, você opta pela pipoca de micro-ondas. Esse tipo de pipoca apresenta muitos ingredientes químicos que ao longo do tempo podem ser a causa de problemas de saúde. No pacote da pipoca de micro-ondas sabor "natural" temos **milho e gordura vegetal**.

Na de "sabor manteiga" são adicionados **sal e preparado para pipoca (óleo vegetal, gordura vegetal hidrogenada, aromatizante, regulador de acidez ácido acético, corantes naturais de Cúrcuma e Urucum, e antioxidante BHT)**.

Muitos outros exemplos podem ser utilizados.

Para demonstrar como é possível melhorar sua alimentação, mesmo consumindo produtos, vamos a outros exemplos.

Algo muito comum são os "lanches rápidos" no meio da manhã ou da tarde e até mesmo antes de compromissos próximos às refeições como almoço e jantar.

Tornou-se comum o uso de barrinhas de cereais ou barras de proteína para "enganar" o estômago e "saciar" a fome.

Eu mesmo quando comecei a consumir barrinhas utilizava uma marca muito conhecida e, pode-se dizer, pioneira nesse tipo de produto. No início – estamos falando do início dos anos 2000 –, eram poucos sabores disponíveis, mas recentemente a diversidade de sabores tem aumentado muito.

Nessa marca específica estão presentes os seguintes ingredientes no "sabor coco" que deveria ser "mais saudável": **Cereais (flocos de cereais* e aveia), glicose de milho, cobertura sabor chocolate (açúcar, gordura vegetal fracionada, cacau, soro de leite, emulsificantes lecitina de soja e poliglicerol polirricinoleato e aromatizantes), açúcar, coco, açúcar invertido, gordura vegetal, antioxidantes lecitina de soja e mistura de tocoferóis e aromatizante. *Arroz e milho**.

Perceba a grande quantidade de ingredientes nocivos à saúde.

Você sabia que a ordem dos ingredientes está diretamente associada à quantidade presente?

Proporcionalmente, nessa barrinha, há mais açúcar que qualquer outro ingrediente, pois o açúcar aparece como: **Glicose de milho (2.º** ingrediente), **açúcar (3.º** ingrediente), **açúcar novamente (9.º** ingrediente) **e açúcar invertido (11.º** ingrediente).

E a pobreza dos cereais (somente arroz, milho e aveia) e da duplicidade dos ingredientes devido à presença da cobertura "sabor chocolate".

Já se perguntou o que é açúcar invertido?

Segundo o *site* Brasil Escola[25], o açúcar invertido é vastamente utilizado na fabricação de balas e biscoitos. A aplicação em balas previne a cristalização do açúcar. A função do açúcar invertido em biscoitos é proporcionar ao produto maciez e coloração caramelada.

E como é obtido?

Nesse mesmo *site* explica-se que o açúcar comum, conhecido como sacarose, é composto de moléculas de glicose e frutose. Se aquecermos o açúcar na presença de água ocorrerá a reação química

---

[25] SOUZA, Líria Alves de. Açúcar invertido. **Brasil Escola**, [20--?]. Disponível em: https://brasilescola.uol.com.br/quimica/acucar-invertido.htm. Acesso em: 16 fev. 2024.

chamada hidrólise. O procedimento provoca a quebra da sacarose em dois açúcares que formam a sua molécula: glicose e frutose. Quando essa reação ocorre com a **adição de um ácido**, surge uma **espécie de xarope que foi batizado de** *açúcar invertido*. O termo "invertido" decorre de uma característica física da sacarose: ela inverte o plano da luz polarizada quando submetida à análise no aparelho polarímetro.

É muita química para que possa considerar esse produto como um alimento.

Então, não tenho opção de barra de cereal?

Tem opções no mercado de marcas voltadas para produtos integrais que possuem ingredientes com mais qualidade.

Utilizando o sabor "castanha-do-pará" como exemplo, encontramos os seguintes ingredientes: **Aveia, flocos de arroz integral, açúcar mascavo, melado, gotas de chocolate, farinha de trigo integral, avelã, cacau em pó, castanha de caju, gergelim, linhaça, quinoa, chia, estabilizante goma xantana, regulador de acidez bicarbonato de sódio, aroma e extrato de alecrim.**

Perceba que o **açúcar normal é substituído pelo açúcar mascavo e a glicose de milho pelo melado.** Ainda assim, proporcionalmente estão presentes em maior quantidade que outros produtos, pois estão na 3ª e 4ª posição na lista dos ingredientes.

Compare a maior presença de cereais em relação ao primeiro exemplo que somente possuía arroz, milho e aveia. Nesse outro temos **avelã, cacau em pó, castanha de caju, gergelim, linhaça, quinoa e chia.**

Por ser um produto, mesmo apresentando ingredientes de maior qualidade, deve ser consumido com moderação e não pode ser substituído pelos próprios produtos naturais que pode encontrar separadamente em casa de produtos naturais e empórios a granel.

Outro produto muito consumido para quem pratica atividades físicas é o WHEY PROTEIN.

Há diversas marcas e esse produto sempre é alvo de pesquisa do INMETRO para comprovar a qualidade dos ingredientes.

Avalie os ingredientes presentes em uma marca muito conceituada, que inclusive é importada, "sabor morango": **Proteínas do soro do leite hidrolisada, proteína do soro do leite isolada, aromatizante natural e artificial, emulsificante lecitina de soja, acidulante ácido cítrico, corante vermelho de beterraba, edulcorante sucralose.**

O Whey é um derivado do soro do leite, ou seja, possui lactose, o que reduz a quantidade de pessoas que podem consumi-lo.

Nos atentando aos ingredientes, há a presença de corante artificial (produto químico de origem desconhecida) e o edulcorante sucralose (**açúcar**), que pode ser um risco aos diabéticos.

Qual fonte de proteína pode-se utilizar em substituição ao WHEY?

Fontes de proteína de origem vegetal como a ervilha ou a soja são boas opções.

Para exemplificar, veja os ingredientes presentes em uma proteína de ervilha, "sabor morango": **Proteína de ervilha isolada, aroma natural de morango, corante natural beterraba, edulcorante natural glicosídeos de esteviol e cianocobalamina.**

Temos a presença de corante natural extraído da beterraba; do edulcorante esteviol, extraído naturalmente de uma planta, e ainda a presença de cianocobalamina, que é a vitamina B12.

No geral, é um produto sem a presença do leite, do açúcar e com mais fontes de origem natural.

Pode estar se perguntando:

E a quantidade de proteína por porção?

Não deixa a desejar em nada para o Whey Protein utilizado no exemplo.

O Whey Protein apresenta na porção de 31g (1 medida): 24g de proteína e 3g de carboidrato, com açúcares totais de 2g.

A proteína de ervilha apresenta na porção de 30g (1 medida): 24g de proteína e 1,8 de carboidrato, com açúcares totais de 0,1g.

E agora, vamos ver como pode manter o consumo do chocolate e ainda obter benefício?

Esqueça o chocolate ao leite ou o chocolate branco.

Neste livro, a preocupação é manter ou melhorar a saúde sem se privar, mas uma pequena mudança de paladar é necessária.

O cacau é fonte de muitos benefícios quando consumido de forma moderada, já que as fórmulas são ricas em flavonoides, substância antioxidante que age combatendo os radicais livres e ajuda na prevenção de doenças cardiovasculares e câncer. Também contribuem na diminuição das chances de derrames, protegem o cérebro e mantém a pele mais saudável, combatendo o envelhecimento cutâneo. Contém uma substância química chamada feniletilamina, que é a mesma produzida pelo nosso corpo quando estamos felizes ou apaixonados, que age como antidepressivo, além de poder aumentar o nível de serotonina no cérebro, responsável pela sensação de bem-estar. Esses benefícios estão associados ao chocolate com 70% ou mais de cacau, os chamados chocolates amargos.

Mas nem todos são fontes saudáveis.

Aqui também é preciso ler os ingredientes das embalagens e quanto menos ingredientes, melhor.

Há um chocolate 70% de uma marca conceituada, com várias lojas em todo o Brasil, que possui os seguintes ingredientes: **Pasta de cacau, açúcar, manteiga de cacau, leite em pó integral, emulsificante lecitina de soja e aromatizante.**

O 2.º ingrediente é açúcar e ainda possui aromatizante não especificado.

A adição de açúcar, leite em pó integral e aromatizante é para deixar o produto "mais agradável" ao gosto da população em geral.

É melhor que um chocolate ao leite?

Até pode ser, mas com esse produto não obterá os benefícios que o verdadeiro chocolate proporciona.

Agora veja os ingredientes de uma outra marca, de menor conhecimento popular, voltada para quem quer se beneficiar do chocolate 70% (ou mais) sem deixar de comer chocolate.

Os ingredientes dessa outra marca são: **Massa de cacau, açúcar de coco, manteiga de cacau, óleo de coco e nibs de cacau.**

Nesse caso temos apenas cacau presente em várias formas (massa, manteiga e nibs) e o açúcar de coco, obtido de forma natural e fonte de gordura saudável.

Outro exemplo, agora com uma bebida que fez (ou ainda faz, não sei) muito sucesso quando foi lançada. Minha esposa e eu éramos consumidores dessa bebida. Comprávamos várias caixas de diversos sabores para consumir ao longo da semana.

Os ingredientes do "sabor original", que "tende a ser mais natural", são: **Água, grãos de soja, minerais (cálcio e zinco), maltodextrina, sal, vitaminas (E, B6, A, ácido fólico, D e B12), aromatizante, estabilizantes: citrato de sódio, goma gelana e goma xantana, emulsificante lecitina de soja e edulcorante sucralose.**

Percebe a quantidade de ingredientes em uma bebida que se diz saudável?

O **açúcar está presente no 4.º ingrediente, a maltodextrina, e no último ingrediente, o edulcorante sucralose.**

Também há a presença de **sal**, que, se consumido em alta quantidade ao longo da vida, pode afetar o rim e também causar maior risco cardiovascular para os hipertensos.

E qual a alternativa para essa bebida que "é considerada um produto saudável" pelo mercado de bebidas?

As bebidas de origem vegetal, à base de castanha-de-caju, castanha-do-pará ou até mesmo soja como o produtor anterior.

A diferença está na quantidade dos ingredientes, a ausência de açúcar e produtos químicos, como neste exemplo de uma bebida, também intitulada "sabor original", que tem APENAS 2 ingredientes: **Água e amendoa de castanha-de-caju orgânica.**

Percebeu como em todos os exemplos foi enfatizado a presença do açúcar?

Ele pode ser descrito de várias formas, sendo estas as que se apresentam mais nocivos à sua saúde: açúcar simples, dextrose, glicose, maltose e sacarose, açúcar cristal, açúcar de confeiteiro (também conhecido como açúcar em pó), xarope de glicose, frutose cristalina, açúcar branco refinado, açúcar granulado ou de mesa, açúcar líquido ou em xarope, caramelo.

E por falar em açúcar, você gosta de café?

Se a resposta for sim, você coloca açúcar ou adoçante?

SIM!!??

Então você não gosta de café, você gosta de doce e usa o café como uma forma de saciar seu desejo por doce.

Por que colocar açúcar no café e não colocar açúcar no vinho, na cerveja ou no whisky?

O café tem seu sabor próprio que deve ser apreciado, assim como um bom vinho.

Já a cerveja e o whisky nem vou comentar, pois não devem ser consumidos...

BÔNUS 2

Tipos de corrida

Em 2021, entre os meses de maio e novembro, ocorreu a preparação para participar de uma Ultra Maratona 24 horas. Com treinos longos e "solitários" houve muito tempo para pensar em diversos assuntos e ao decorrer dos meses ocorreram pensamentos de como a corrida pode se apresentar de diversas maneiras, cada uma com seu objetivo, para se estabelecer como um hábito na vida de uma pessoa.

Depois de muito pensar e observar as mais diversas formas que as pessoas enxergam a corrida, a sigla P RE SO[26] ME BEM surgiu dos cinco tipos de corrida assim, por mim, classificadas:

P de Performance

A corrida permite que você sinta a conquista e a superação de limites ao cruzar a linha de chegada. Você com a mesma sensação dos atletas de elite.

A performance não está somente vinculada ao melhor tempo ou à distância mais longa, está vinculada também à superação pessoal e ao autoconhecimento.

RE de Recreação

A brincadeira com os filhos, um passeio mais longo com seu cachorro ou uma trilha com os amigos são exemplos de lazer, de momentos de recreação.

---

[26] Uma adaptação da palavra PREZO, que significa ter grande apreço, consideração. Adaptado o S no lugar do Z para vincular à palavra SOCIAL.

A corrida é um meio de você se manter preparado para realizar essas atividades de lazer e recreação sem sofrimento e ainda servindo de estímulos para seus familiares e amigos.

SO de Social

Já pensou que a corrida é uma forma de socialização?

Já observou a largada das grandes provas, como, por exemplo, a São Silvestre ou as grandes maratonas disputadas no Brasil e ao redor do mundo?

A corrida une pessoas e aumenta sua rede de contatos.

ME de Meditação

O lado oposto da corrida social e também muito importante.

A corrida é uma fonte de foco e determinação.

Vidyamala Burch, escritora e cofundadora da *Breathworks Mindfulness*, diz que:

> A prática da atenção plena se assemelha a qualquer treinamento.
> Se quiser se tornar um atleta, deverá desenvolver certos músculos.
> Para cultivar a atenção plena, você deverá treinar a sua consciência, de modo que ela se torne uma fonte cada vez mais confiável de força e estabilidade.[27]

BEM de Bem-estar

Sentir mais disposição e reduzir dores com o passar do tempo.

Nosso corpo necessita de movimento. Quanto menos nos movimentamos, mais dores sentimos, associadas ao enfraquecimento dos músculos, dos ossos e enrijecimento das articulações.

---

[27] BURCH, Vidyamala. **Viva bem com a dor e a doença**. São Paulo: Grupo Summus Editorial, 2011.

Você não precisa correr forte, correr rápido ou longas distâncias. Você somente precisa encontrar um ritmo que traga o prazer necessário para se beneficiar do bem-estar físico e mental que a corrida pode proporcionar.

Figura 8 – Círculo dos tipos de corrida

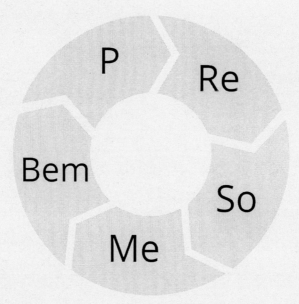

Fonte: o autor

Criado para demonstrar que você pode "circular" entre todos os tipos de corrida, a depender dos seus desejos e momentos da vida.
Afinal, quem SE PREZA, SE CUIDA.

BÔNUS 3

A ultramaratona: desafio físico, mental e social

Uma prévia do que espero, em breve, ser um livro que contará o que me fez tomar a decisão de participar de uma prova dessa dimensão.

Como foi e o que ocorreu durante a preparação e na prova.

Quais foram as mudanças e ressignificados após concluída.

Em resumo, durante 7 meses de preparação percorri 2.021km, uma média de 288km por mês ou 9km por dia, de maio a novembro/2021.

Essa foi uma parte do desafio físico.

Provas de Ultramaratona 24 horas oficiais, para estabelecimento de tempo, têm por características serem realizadas em circuitos fechados, normalmente em uma pista de atletismo de 400m.

A prova que participei em 3 e 4 de dezembro/2021 foi realizada em um clube campestre na pista de 700m no entorno de um lago.

Um desafio mental ficar correndo "em círculo" durante 24 horas.

Para me preparar mentalmente, foram realizados treinos para simular a condição de prova. Um desses treinos ocorreu no dia 10 de outubro de 2021, percorrendo 51km em um percurso de 800m na areia da praia, entre o canais 3 e 4, em Santos.

Figura 9 – Distâncias percorridas em treinos para Ultramaratona 24 horas

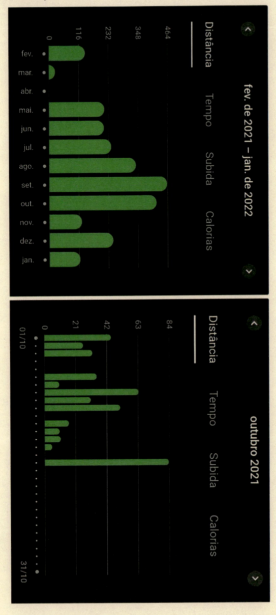

Fonte: o autor

Figura 10 – Dados obtidos durante a participação na Ultramaratona 24 horas

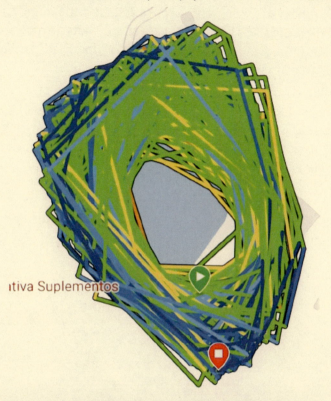

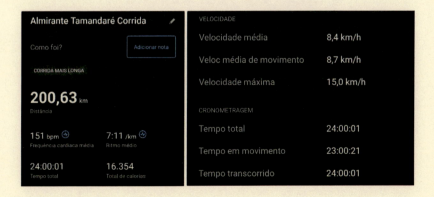

Fonte: o autor

E para tornar mais significativo esse treino, aproveitando o tema Outubro Rosa, em parceria com a assessoria de treino da qual participo, convidamos as pessoas para doarem kits de maquiagem para serem entregues no Instituto Neo Mama[28], localizado em Santos, que apoia e conscientiza mulheres a respeito da doença.

Ainda como parte do desafio social, houve outros treinos com o mesmo intuito, de preparar a mente e arrecadar doações. Doações de cestas básicas para serem entregues no Lar Espírita Mensageiros da Luz[29], que apoia crianças com paralisia cerebral, e doação de ração para a ong Viva Bichos[30], que recolhe e trata animais abandonados para serem adotados.

Figura 11 – Entrega das doações no Instituto Neomama

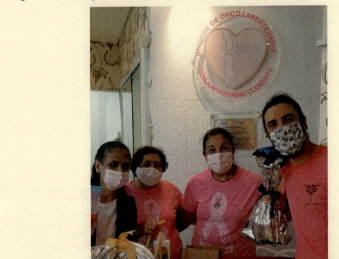

Fonte: acervo do autor

[28] Disponível em: https://www.neomama.org.br. Acesso em: 11 set. 2021.
[29] Disponível em: https://www.mensageirosdaluz.org.br. Acesso em: 14 jul. 2021.
[30] Disponível em: http://www.ongvivabicho.com.br. Acesso em: 11 set. 2021.

Esse foi apenas um breve resumo de como um propósito pode trazer um benefício pessoal e ser estendido para um benefício coletivo.

Quando penso que cheguei ao meu limite descubro que tenho forças para ir além.
(Ayrton Senna)

Há três caminhos para o fracasso:
Não ensinar o que sabe.
Não praticar o que se ensina.
Não perguntar o que se ignora.
(São Beda, monge inglês)

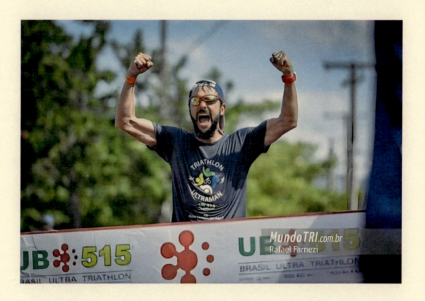

Chegada no Ultraman Brasil UB515 no dia 28 de abril de 2019
Foto tirada por Rafael Farnezi, fotógrafo do MundoTRI.